DE L'INFLUENCE

DU

TRAUMATISME ACCIDENTEL

CONSIDÉRÉ COMME CAUSE OCCASIONNELLE

DES KYSTES HYDATIQUES EN GÉNÉRAL

PAR

Jules DANLOS,

Docteur en médecine de la Faculté de Paris.

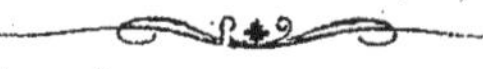

PARIS

V. ADRIEN DELAHAYE et Cⁱᵉ LIBRAIRES-ÉDITEURS

PLACE DE L'ECOLE-DE-MÉDECINE

1879

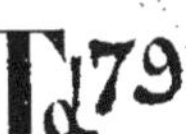

DE L'INFLUENCE

DU

TRAUMATISME ACCIDENTEL

DE L'INFLUENCE

DU

TRAUMATISME ACCIDENTEL

CONSIDÉRÉ COMME CAUSE OCCASIONNELLE

DES KYSTES HYDATIQUES EN GÉNERAL

PAR

Jules DANLOS,

Docteur en médecine de la Faculté de Paris.

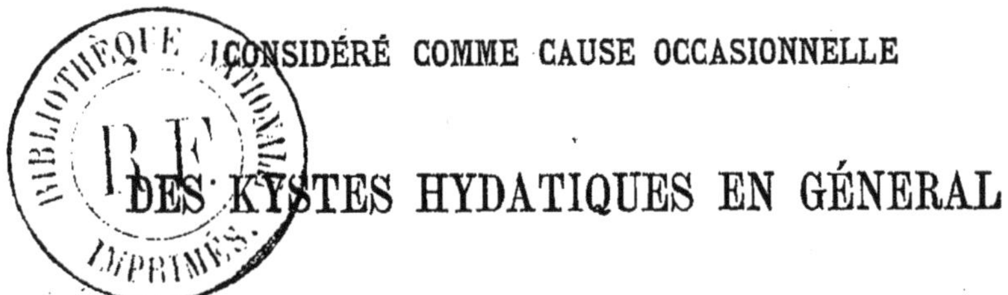

PARIS

V. ADRIEN DELAHAYE et Cie LIBRAIRES-ÉDITEURS

PLACE DE L'ECOLE-DE-MÉDECINE

1879

A MON PÈRE ET A MA MÈRE

Hommage de profonde reconnaissance.

A MON FRÈRE

A MON ONCLE LECOMPTE

Hommage de son respectueux filleul.

A MA FAMILLE

A MES AMIS

Daulos.

DE L'INFLUENCE

DU

TRAUMATISME ACCIDENTEL

CONSIDÉRÉ COMME CAUSE OCCASIONNELLE

DES KYSTES HYDATIQUES EN GÉNÉRAL

INTRODUCTION.

Grâce aux travaux de plusieurs chirurgiens émi-
nents, en France aussi bien qu'à l'étranger, la pathologie chirurgicale étend son cadre de plus en plus, et
commence à bénéficier des notions si utiles de la pathologie générale. Elle est entrée dans une phase nouvelle,
déjà si féconde par les découvertes importantes et les
travaux considérables que, presque coup sur coup, on
a vu se succéder dans l'espace de quelques années.

C'est surtout l'étude si difficile et souvent fort obscure, de l'étiologie de certaines affections, qui a été pour
presque tous les auteurs l'objet de recherches fort importantes. On est arrivé à poser plusieurs principes qui

sont aujourd'hui indiscutables, et à établir des relations intimes là où on ne voyait auparavant que de simples coïncidences.

Parmi les différentes questions qui ont été soulevées, il en est une qui présente un intérêt tout particulier et un vaste champ d'études aux chercheurs, je veux parler de l'influence des lésions traumatiques sur le développement de certaines productions morbides.

L'étude des kystes hydatiques a été l'objet de monographies nombreuses; mais, jusqu'à ce jour, il n'a pas été fait d'une façon spéciale de travail, du moins à notre connaissance, qui ait marqué la part que peut jouer le traumatisme dans leur développement.

En observant dans les différents hôpitaux, et spécialement dans le service de M. Tillaux, plusieurs cas de kystes hydatiques, nous avons été frappé de les voir tous précédés d'un traumatisme violent, ayant porté directement sur le point malade.

Cette remarque nous a engagé à faire quelques recherches sur l'influence que le traumatisme pouvait avoir dans la pathogénie générale et l'évolution des kystes hydatiques. Comme les cas que nous avons pu voir sont très-nets et nous semblent très-concluants, nous avons pensé qu'il serait utile de les étudier et de les faire connaître. On ne saurait en effet trop multiplier le nombre de faits qui peuvent apporter un appui à cette idée générale. Aussi avons-nous choisi ce travail comme sujet de notre dissertation inaugurale.

La fréquence relative de cette maladie, le silence presque complet des auteurs sur sa pathogénie, nous ont engagé de plus en plus à attirer sur elle l'attention du monde médical. La tâche que nous nous imposons

est pénible et souvent ingrate, car il nous a fallu rechercher un grand nombre d'observations éparses dans les
différents auteurs, rapprocher des faits qui semblaient
seulement unis par de simples coïncidences, en un mot
établir une liaison de cause à effet entre le traumatisme
et l'apparition d'un kyste hydatique. Il nous a fallu
aussi entrer dans la voie délicate des hypothèses et
chercher à expliquer les faits par plusieurs théories qui
pourront peut-être paraître un peu hasardées, et ne seront point à l'abri de certaines objections. Evidemment
elles ne seront point assises sur des bases aussi solides
qu'on pourrait le désirer. Cependant nous pensons que
toute la suite de faits cliniques bien observés que nous
produisons vient leur donner un certain appui. Pour trai-
ter dignement un sujet de cette importance, nous aurions
besoin de l'expérience et de l'érudition de nos maîtres.
Aussi n'avons-nous point la prétention d'étudier à fond
la question. Nous nous estimerons très-heureux si nous
pouvons arriver à faire la lumière sur ce point si obscur
de la pathogénie des kystes hydatiques, et à mettre en
évidence le rôle prépondérant qui appartient au traumatisme sur leur développement. Atteindrons-nous complétement ce but? Il y aurait sans doute présomption
de notre part à le croire, mais assurément nous ne se-
rons pas téméraire en pensant que nos juges, à la bien-
veillance desquels nous soumettons ce modeste travail,
sauront faire la part de la bonne volonté et du désir
d'apprendre.

CHAPITRE PREMIER.

HISTORIQUE DE LA QUESTION. — CE QU'EN PENSENT LES
AUTEURS. —VARIÉTÉS D'OPINON. — LA VRAIE.

Les observations dans lesquelles on trouve une coïncidence frappante entre le traumatisme et la production d'un kyste hydatique sont très-rares et disséminées dans un grand nombre d'ouvrages, et sont d'ailleurs peu connues. Aussi est-il facile de s'expliquer pourquoi on ne trouve dans nos auteurs classiques que des assertions plus ou moins vagues, sur l'influence du traumatisme dans ses rapports avec la maladie hydatique.

Selon William Kerr, la connaissance de l'existence des hydatides remonte jusqu'à Hippocrate, qui les désignait sous le nom de (φορα, vomique) et leur faisait jouer un assez grand rôle dans la production de l'hydropisie péritonéale (Aphor. 55, sect. VIII. Galien aussi en parle lorsqu'en commentant ce médecin grec, il ajoutè « que le foie engendre souvent des hydatides, et qu'il en a quelquefois remarqué dans ce viscère chez des animaux qu'on avait sacrifiés aux dieux (*Comment. in Aphor.* 54, lib. 7). Morgagni à son tour a cru les reconnaître dans un passage d'Arétée. En effet dans son Traité des maladies chroniques, cet auteur en décrit une espèce à l'article Hydropisie.

Plusieurs observateurs du xvi° et du xvii° siècle rapportent des faits dans lesquels les hydatides sont parfaitement désignées. Rivière et Wolkerus citent des

observations intéressantes de tumeurs hydatiques ou-
vertes pendant la vie des malades.

Jusqu'alors les vers vésiculaires, dont on ignorait
l'animalité, n'étaient point distingués des kystes séreux,
et de même que ceux-ci, ils étaient regardés comme des
dilatations variqueuses des vaisseaux lymphatiques ou
sanguins, ou bien encore comme un mode particulier
d'altération du tissu cellulaire, survenue à la suite d'influences spéciales ou de traumatisme.

Ce ne fut pourtant que sur la fin du xvii⁰ siécle que
Hartmann en Allemagne, Tyson en Angleterre et Mal-
pighi en Italie, annoncèrent tous trois presque en même
temps, et sans avoir eu connaissance de leurs travaux
respectifs, que les vers vésiculaires, confondus jusqu'a-
lors sous le nom d'hydatides avec les kystes séreux et
d'autres productions morbides plus ou moins analogues, devaient en être à jamais séparés.

Les premières années du xviii siècle s'épuisèrent une
à une sans apporter rien de nouveau dans l'histoire de
ces animalcules. Mais en 1707, Pallas ayant étudié, vérifié les expériences qui lui étaient antérieures, s'aperçut et déclara qu'ils jouissaient d'un vie propre, indépendante. Il rétablit leur histoire et les appela du nom
de tœnia hydatigène. Un assez grand nombre d'auteurs
vinrent ensuite et en parlèrent dans leurs ouvrages.
Mais entre tous, nous citerons un grand observateur,
Laennec, dont les savantes recherches et les critiques
sévères ont définitivement posé dans la science l'histoire des acéphalocystes et bien arrêté qu'il s'agissait là
d'êtres doués d'animalité.

C'est alors que la plupart des auteurs cherchèrent
comme cause exclusive de la production des hydatides,

les uns la génération spontanée favorisée par le traumatisme, les autres l'évolution de germes, et reléguérent le traumatisme parmi les causes banales.

Déjà Cruveilhier, Roche, Escarraguel, Follin et beaucoup d'autres auteurs avaient été frappés du rôle que joue le traumatisme, mais sans bien se rendre compte de son mécanisme.

Enfin, à notre époque, plusieurs auteurs, MM. Tillaux (1), Boncour, ont essayé de restituer au traumatisme sou importance, non comme produisant de toute pièce le kyste hydatique, mais comme favorisant son développement.

En résumé, trois grandes périodes : la première, où, ignorant la nature animale de l'hydatide, on n'en faisait qu'une des productions accidentelles du traumatisme :

La deuxième, où, préoccupés des découvertes nouvelles des helminthologistes, on ne voyait que germes ou génération spontanée.

La troisième, la nôtre enfin, où, sans oublier le germe, on se préoccupe des conditions de milieu qui favorisent son développement.

CHAPITRE II.

UN TRAUMATISME VIOLENT PEUT PRESQUE TOUJOURS ÊTRE CONSTATÉ.—CETTE COINCIDENCE N'EST PAS FORTUITE.

Si l'on veut avec nous analyser avec soin toutes les observations que nous publions en détail à la fin de

(1) Communications orales.

notre travail, on acquerra comme nous, je l'espère, cette conviction : *Rien n'est plus fréquent quand on étudie le mode de développement des kystes hydatiques que de trouver quand on le cherche, un traumatisme violent, comme point de départ de l'affection, et j'ajoute : le kyste naît toujours au point percuté.*

En effet, passons brièvement en revue les vingt- quatre observations qui se trouvent à la fin de notre travail, et voyons comment a agi le traumatisme :

Obs. I (de M. Tillaux). — Franquet (Charles). Il y a neuf ans, s'est heurté avec violence contre une palissade ; au mois de juillet 1877, apparition d'une tumeur dans le côté droit ; applications répétées de pâte de Vienne, et enfoncement brusque d'une flèche de pâte de Canquoin ; issue de plusieurs litres de liquide purulent renfermant la membrane d'un kyste hydatique.

Obs. II. — Catherine X..., 24 ans, fait une chute dans un escalier en portant un fardeau ; contusion assez violente de l'épaule gauche et du bras, il existe une vaste ecchymose ; environ deux mois après, apparition d'une petite tumeur en arrière de l'épaule gauche ; ponction exploratrice ; sortie de quatre vésicules hydatiques.

Obs. III. — Lat... (Jules-Zacharie), âgé de 39 ans, fait une chute qui détermine une contusion violente de tout le côté gauche du corps, et de vastes ecchymoses ; il entre pendant quinze jours à l'hôpital et en sort guéri. Environ six mois après, il entre de nouveau ; douleurs continues avec exacerbations dans le côté gauche de la poitrine pendant quatorze mois. Mort. A l'autopsie, kyste hydatique intra-thoracique.

Obs. IV. — Duvosse, 39 ans, a reçu un violent coup de pied de cheval sur la partie antérieure de la cuisse qui le mit dans l'impossibilité de travailler pendant un mois. Quinze mois après l'accident apparition d'une tumeur, à la partie antérieure de la cuisse percutée. Incision de cette tumeur qui laisse échapper des flots de liquide et des quantités considérables de vésicules hydatiques.

OBS. V. — Le nommé Constant R..., rapporte M. Vigla, fut renversé par un taureau, les cornes de l'animal et ses pieds labourèrent tout le côté droit de la poitrine; quinze mois après, dyspnée considérable; soupçon de kyste hydatique intra-thoracique ; diagnostic vérifié par le microscope après une ponction exploratrice.

OBS. VI. — T..., âgé de 53 ans, reçut un coup de feu dans la région du bras: pas d'accidents immédiats; quatre ans après, douleurs vagues, formation d'abcès ; quelques mois plus tard, fracture probable de l'humérus. Le canal médullaire est trouvé rempli de sanie, de membranes d'hydatides et de crochets.

OBS. VII. — Femme de 25 ans; à la suite d'une chute, inflammation aiguë et tuméfaction de la hanche. Grandes incisions ; sortie d'un grand nombre de poches hydatiques.

OBS. VIII (de Frike). — Un homme tombe sur les ischions et sur la glace à 41 ans; repos prolongé au lit. 19 ans plus tard, douleur à l'ischion et à la hanche, tumeur fluctuante, fièvre hectique; mort. Autopsie : incision de la tumeur qui descend de l'épine iliaque au second tiers de la cuisse ; fluide en purée, hydatides et eau jaunâtre qui s'écoulent des cavernes dont sont creusés les muscles fessiers; vaste kyste hydatique dans l'os ilium et au milieu de l'ischium.

OBS. IX (de Langenbeck). — Fr. Reingasten se heurta la tempe droite contre l'angle aigu d'une table, assez fort pour déterminer en cet endroit une forte ecchymose. Bientôt tumeur frontaire à droite avec exophthalmie légère et perte de la vue de ce côté; ouverture artificielle du sinus ; issue d'un kyste hydatiforme.

OBS. X (de M. Tillaux). — Mme X..., âgée de 30 ans, raconte

qu'à la suite d'une discussion avec son mari, elle avait reçu un violent coup de pied dans le derrière. Quelques mois après, apparition d'une tumeur dans la région fessière. Incision, sortie d'une grande quantité d'un liquide blanchâtre, purulent, renfermant un grand nombre d'hydatides.

Obs. XI (de Wickam). — Elisabeth St... reçoit un coup de faux dont la pointe pénètre dans le tibia ; six ans après, pendant une promenade, fracture du tibia dans un mouvement brusque. L'inflammation passée, tumeur molle, indolente. Incision de la tumeur, issue d'une quantité d'hydatides.

Obs. XII (de Cullerier). — Saintus entre aux Vénériens en 1799, portant une tumeur au tiers supérieur de la jambe, survenue à la suite d'une chute violente sur le tibia. Application du fer rouge, enlèvement d'une portion d'os qui recouvrait une cavité d'où il sortit du pus et une quantité d'hydatides.

Obs. XIII (de Webster). — Un jeune matelot se fractura le tibia, immédiatement au-dessous de la rotule ; trois mois après, tumeur fluctuante. Incision, issue d'hydatides, amputation, mort.

Obs. XIV (de Frerichs). — Adolphe Sch... attribue à une chute sur le côté droit sa maladie, chute qu'il fit neuf ans auparavant et qui occasionna un crachement de sang. Mort. A l'autopsie on trouva dans la partie supérieure du lobe droit du foie un vaste kyste hydatique.

Obs. XV (de Dolbeau). — Un homme de 45 ans reçut un coup de timon de voiture sur l'hypochondre droit ; 5 ans après, douleurs vives dans ce côté. Mort par rupture ; à l'autopsie, kyste du foie renfermant une hydatide unique, mais énorme.

Obs. XVI (de Letourneur). — Carl Berger fut frappé par un de ses compagnons avec une bûche, sur le côté droit et sur le dos. Quelque temps après, apparition d'une tumeur sur le bord des fausses côtes à droite. Disparition de cette tumeur; sortie par les garde-robes de quatre vésicules hydatiques.

Obs. XVII (de M. C.-W. Hufeland). — Guilielma Ohle, âgée de 7 ans, étant montée sur une table, se laissa tomber de manière à ce que l'occiput vint frapper violemment contre le sol. A 8 ans, affaiblissement de l'intelligence de cette enfant ; bientôt des convulsions qui entraînent la mort. A l'autopsie, vaste kyste hydatique dans le ventricule.

Obs. XVIII (d'Escarraguel). — Un enfant éprouva une contusion à l'œil droit; sept mois après amaurose et blepharoptose. Mort. On trouve dans le côté droit du crâne un kyste hydatique développé entre les os et le cerveau.

Obs. XIX (de Gooch). — Il fut appelé auprès d'une jeune fille de 9 ans, présentant une tumeur dans le côté droit. Cette tumeur était la suite d'une contusion du foie dans une chute qu'avait faite cette enfant trois ou quatre ans auparavant. Ponction exploratrice; mort. On trouva dans le foie un kyste hydatique très-volumineux.

Obs. XX. — Graff reçoit un coup de timon de voiture sur l'hypochondre droit. Au bout de quelques mois, tuméfaction de cette région. Mort; on trouve un énorme kyste hydatique.

Obs. XXI (de Pihan). — X..., âgé de 27 ans, fit une chute de cheval et se contusionna la hanche. Bientôt tuméfaction de cette partie. Une incision de la fesse donne issue à 2 litres de pus. A l'autopsie, on trouve un vaste kyste hydatique écartant les deux tables de l'ilium.

Obs. XXII (de Charvot). — Homme de 81 ans ; coup reçu à l'indicateur de la main gauche ; quatre mois après, douleurs vives, gonflement, tumeur. Amputation du doigt, guérison. On trouve à l'examen de la tumeur un kyste hydatique renfermant des échinocoques.

— 15 —

Obs. XXIII (de Dupuytren).—[Jeune fille ayant reçu un violent coup de fouet à la tempe ; bientôt après, apparition d'une tumeur dans cette région. Incision, sortie d'une hydatide.

Obs. XXIV (de Lefoulon). — M. C... s'étant fait extraire sa troisième dent molaire, trois mois après une petite tumeur se montre sur la gencive de la dent enlevée, son volume égale un petit œuf de perdrix. Après extraction des dents cariées, la tumeur se vide sur-le-champ. Le malade cracha avec du sang trois petits corps arrondis parfaitement transparents, qui examinés attentivement par des médecins furent reconuus pour des acéphalocystes.

Après tant d'observations aussi précises, que devons-nous penser de la remarque que notre savant maître, M. le professeur Pajot, a cru devoir faire au chapitre Etiologie dans sa thèse inaugurale sur les kystes hydatiques du foie ? « On a regardé, dit-il, les irritations mécaniques, les contusions, les compressions sur l'hypochondre droit comme cause de la production des hydatides..., etc. Interrogeons les faits, ajoute-t-il. Je dirai que sur une somme de 35 observations d'acéphalocystes des poumons et du foie que j'ai pu lire, je n'ai que 4 malades déclarant positivement avoir fait une chute, ou avoir reçu un coup sur la région du foie. » A vrai dire, nous ne sommes guère ému, et nous ajouterons même que les faits que nous cite M. Pajot, ne font que corroborer notre manière de voir. Que faut-il en conclure en effet, sinon que dans les 4 cas le traumatisme a été tellement positif, que les observateurs n'ont pu s'empêcher de le signaler, quoique pour eux il ne s'agît là que d'un fait banal. — Pour trancher définitivement la question, on ne peut donc s'appuyer que sur les observations où l'on aura positivement demandé au malade, si, oui ou non, il y a eu traumatisme.

Notons que, jusqu'ici, nous n'avons cité à l'appui de notre thèse que des cas où, après un traumatisme violent, on a vu apparaitre un kyste hydatique. Mais des violences plus légères ne pourraient-elles pas, en se répétant. produire un résultat tout à fait analogue? Ne pourraient-elles pas, par exemple, en modifiant la nutrition des organes, en y entretenant une irritation permanente et par suite une hyperémie, être l'épine qui déterminera un jour la manifestation des kystes hydatiques?

Nous ne pouvons nous empêcher de faire cette remarque, quand nous voyons d'une part la fréquence des kyste hydatiques du foie et des organes abdominaux, en particulier, plus grande chez la femme que chez l'homme, et que de l'autre nous connaissons l'usage exagéré que cette dernière fait du corset. Il est vrai que bon nombre d'auteurs ont attribué cette différence au sexe et à ce que, comme le dit Jon Finsen :

«Les femmes plus confinées dans la maison et chargées d'apprêter le repas, d'écurer la vaisselle qui souvent est léchée par les chiens, et de s'occuper d'autres soins domestiques, sont plus exposées que les hommes à avaler des œufs de ténia échinoconus du chien. »

Nous ne nous refusons point entièrement à cette manière de voir, qui n'est cependant, somme toute, qu'une hypothèse. Mais lorsque parcourant la statistique dressée par J. Finsen, nous trouvons sur un relevé de 255 cas de l'affection hydatique dans toutes les parties de l'économie, cent-vingt cas de kystes hydatiques du foie chez la femme et 56 seulement chez l'homme, *quarante-trois cas dans la cavité obdominale* de celle-ci et seulement

11 cas chez ce dernier, nous ne pouvons nous empêcher de croire que l'usage du corset chez la femme, si peu exposée par son modus vivendi aux grands traumatismes, a chez elle la même influence que les violences, coups, chute, etc., ont chez l'homme.

Cette explication toute gratuite que nous osons émettre ici, et que nous donnons pour ce qu'elle vaut et sous toutes réserves, bien qu'elle nous paraisse assez séduisante d'ailleurs, n'est point nouvelle, et remonte jusqu'à Morgagni. Voici en effet ce qu'il dit, lorsqu'il cherche à établir les causes des hydatides dans l'abdomen : « Pendant que vous cherchez les autres causes, j'en énumérerai moi-même quelques-unes, savoir : l'afflux de sang qui se fait chaque mois à la partie inférieure du ventre ; la vie sédentaire qui est moins propre à hâter le retour de liquide ; la résistance plus faible du corps de la femme aux causes nuisibles externes ou internes, *et malgré cela, l'habitude extrêmement pernicieuse et qu'on ne saurait jamais assez blâmer de serrer le ventre avec des corsets, surtout quand ils ont beaucoup de dureté et de roideur.* Car, à tous les autres fâcheux effets produits par ce corps et remarqués par le célébre Winslow (Mém. de l'Acad. roy. des sciences, année 1741), j'en ajouterai un, c'est que, comme leur partie inférieure presse continuellement et fort étroitement toute la région de l'abdomen située entre l'extrémité de la poitrine et le sommet des os des îles, il est facile de comprendre quel obstacle s'oppose au mouvement, soit de la lymphe, soit du sang dans les vaisseaux qui sont entre les muscles et le péritoine, surtout lorsque l'estomac et les intestins distendus, sinon par des aliments et par des boissons, du moins par des vents, poussent les parois de dedans en

Danlos. 2

dehors, et les appliquent contre ces corsets. Que si la lymphe ou la sérosité ne se répandent pas malgré cela de la manière que j'ai indiquée dans cet espace inter-médiaire, sur celles principalement dont les parties li-quides ou solides seraient surtout disposées à cet effet, il peut du moins arriver que quelque portion de lymphe ou de sang en stagnation y forme des commencements de tumeur... J'ai senti moi-même de ces tumeurs en-core petites et éparses en explorant l'épigastre avec les mains, sur une dame d'une grande noblesse que l'on avait forcée dès l'âge de son enfance à se servir de corset-d'autant plus serrés et raides, que l'on craignait beaucoup qu'elle ne devînt bossue... » A propos de kyste hydatique de l'utérus il ajoute : « Vous comprendrez en outre, sans difficulté, comment ces tumeurs peuvent se produire lorsque vous vous rappellerez quelle région de l'abdomen est pressée quand les femmes sont assises, par les par-ties basses de ces corsets, et de plus par ce busc placé à leur milieu par devant et en long, et quels sont les vais-seaux, soit lymphatiques, soit sanguins, qui se trouvent au-dessous de cette région. » (Morgagni, tome VI, 1822).

Nous verrons plus tard à expliquer le mode d'action, tant des traumatismes violents que des traumatismes légers ou chroniques, si je peux m'expliquer ainsi, comme cause occasionnelle dans l'apparition des kystes hyda-tiques.

Enfin nous rapprocherons, en terminant, les faits déjà signalés par Roche et Sanson dans leur Traité ex professo de pathologie médicale et chirurgicale : « Pour ces au-teurs en effet les exemples d'hydatides développés dans la matrice sont assez nombreux. On a observé, disent-ils, des acéphalocystes de l'uterus chez des femmes de tout âge, on en a même vu chez des filles qui n'avaient pas encore conçu, mais pas encore chez des filles impubères. Les causes les plus ordinaires de leur développement, sont les coups et les chutes sur la région de l'utérus, la suppression des menstrues, un accouchement laborieux, en un mot tout ce qui peut produire ou entretenir une irritation de la matrice.

De tous ces faits, il résulte que le traumatisme accompagne très-souvent la production des kystes hydatiques. Or, lorsque dans tous les pays, tant d'auteurs ont fait cette remarque, lorsque les observations concluantes sont si nombreuses, est-il rationnel de ne voir là qu'une imple coïncidence ?

Il faut bien, quoi qu'on fasse, ne pas attribuer tout au hasard, et admettre que le traumatisme est pour quelque chose dans la localisation du kyste; aussi les observateurs consciencieux ont-ils été forcés de reconnaître le fait, alors même qu'ils n'en voyaient pas l'explication. Nous citerons, entre mille, Escarraguel (thèse de Montpellier, 1838), Roche et Sanson, Cruveilher (Trait. anat. pathologique); Follin, qui, dans son Traité de pathologie externe, article Étiologie des kystes hydatiques des os, s'explique en ces termes : « La cause de ces formations hydatiques n'est pas connue; on les a attribuées dans quelques cas à des violences externes, et, quelque étrange que puisse paraître cette origine, il faut avouer qu'il y a dans certains cas un rapport frappant entre une violence et un développement de la tumeur hydatique. » Enfin, dans ces derniers temps, M. Tillaux et P. Boucour dans sa thèse sur les kystes hydatiques des membres.

Que devons-nous penser de ce raisonnement que

fait M. Regnauld (Dict. méd., 1837), qui fait cette remarque : « On a dit aussi que des violences extérieures pouvaient, dans certains cas, devenir la cause déterminante
de cette affection ; mais combien de fois n'est-il pas arrivé que des violences extérieures n'ont point produit
cette altération, et, qu'au contraire, elle est survenue
sans elles ? » Pour admettre l'influence du traumatisme,
cet auteur exigerait que tout traumatisme produisit
un hyste hydatique ; il suffit d'énoncer cette proposi-
tion, qui, entre autres choses, ne tient pas compte de la
résistance individuelle !

. L'explication de A. Bérard ne diffère guère de celle de
Regnauld que par une nuance : « Les causes des hydatides, dit-il, sont à peu près inconnues. Plusieurs fois
elles ont pu se développer sous l'influence de lésions antérieures, un coup, une chute ; mais si l'on se rappelle
que ces mêmes accidents ont souvent donné lieu à d'autres affections, on hésitera à les considérer comme la
véritable cause de la maladie. » Comme si les causes
les mieux démontrées produisaient invariablement sur
tous les sujets des résultats identiques !

M. Oreillard, dans sa thèse sur les kystes hydatiques
des muscles, 1869, termine l'étude des causes du kyste
hydatique en disant : « Comme il arrive souvent que
les malades s'aperçoivent du kyste, à la suite d'un coup,
d'un effort ou d'un choc quelconque, ils ne manqueront
pas de dire que c'est ce qui a accasionné la tumeur. » Il
ne peut en être ainsi dans les cas nombreux où le kyste
a succédé à une violence ayant déterminé soit une bosse
sanguine, soit une fracture constatée par le chirurgien
lui-même, surtout quand celui-ci a suivi l'évolution des
lésions traumatiques et que cette marche lui a fait même

commettre une erreur de diagnostic. Il suffira au lecteur de parcourir toutes nos observations pour pouvoir se rendre compte, par les faits très-concluants qui se trouvent dans presque tous les cas que nous relatons, du peu de valeur d'une semblable assertion.

En terminant ce chapitre, nous pouvons affirmer que l'influence du traumatisme sur la production et la localisation des kystes hydatiques ne saurait être contestée, quand bien même aucune théorie plausible ne pourrait donner une explication satisfaisante de ce fait. Il faut bien, quoiqu'on fasse, ne pas attribuer tout au hasard ; les faits que nous citons sont trop nombreux et trop nets pour ne point fournir des éléments sérieux à l'appui de ce que nous avançons.

CHAPITRE III.

COMMENT AGIT LE TRAUMATISME.

Les théories qui ont pour but d'expliquer cette relation de cause à effet entre le traumatisme et le développement des kystes hydatiques sont nombreuses et variées. Il est évident qu'elles devaient être en rapport avec la nature que chaque auteur attribue à cette affection.

Or, à ce point de vue, nous pouvons établir plusieurs divisions très-importantes. En effet, comme nous l'avons déjà dit, jusqu'à Laënnec, on ne vit dans le kyste hydatique que des productions ordinaires, accidentelles, analogues aux autres kystes séreux ; et dans cette première période le traumatisme devait naturellement jouer le rôle le plus considérable ; presque toujours on le vit s'élever à la hauteur d'une cause efficiente.

Dans ces derniers temps, grâce aux travaux des helminthologistes, l'animalité des hydatides n'est plus révoquée en doute, l'importance du traumatisme a successivement passé par différentes phases. Nulle pour ceux qui ne voyaient dans le traumatisme que coïncidence, son influence devint prépondérante pour les auteurs partisans de la génération spontanée.

Maintenant, au contraire, que nous connaissons l'origine réelle des hydatides, leurs diverses périodes de développement, depuis l'œuf jusqu'à l'évolution du tænia echinococcus, nous ne pouvons voir dans le traumatisme qu'une cause occasionnelle, qui favorise la fixation de l'embryon et hâte son évolution.

Ce sont ces diverses théories que nous passerons successivement en revue en suivant autant que possible un ordre chronologique.

Le premier ouvrage dans lequel nous avons trouvé une explication, est celui de Morgagni, que nous avons déjà cité dans le chapitre précédent. Cet auteur attribue la production de certaines tumeurs abdominales, et spécialement des kystes hydatiques, à l'obstacle qui s'oppose au mouvement de la lymphe ou du sang dans les vaisseaux sous-péritoneaux comprimés, chez la femme, entre un corset rigide et les anses intestinales distendues par des matières solides, liquides ou gazeuses. Sous l'influence de cet obstacle, la lymphe ou le sang s'épancherait au dehors des vaisseaux, et tantôt l'épanchement se faisait en abondance et librement (ascit e tantôt il était limité et formait un commencement de tumeur.

Bidloo, en 1708, dans son ouvrage sur les kystes hydatiques (God. Bidloo. Exercitat. anatom. chirurgic. ; decade, 1708, de hydatibus, page 10), émet cette théorie : « que les aciphalocystes qui étaient comprises avec les kystes séreux sous le nom vague d'hydatides, résultaient de la dilatation des vaisseaux lymphatiques. » Une vésicule se forme entre deux valvules et devient libre ultérieurement.

Vitet a dit, en 1797, que les hydatides en général sont le produit de l'inflammation, et Jœger a développé cette théorie. Il s'agit de l'inflammation spontanée ou consécutive au traumatisme. Les kystes hydatiques résulteraient directement de cette inflammation comme de sa cause efficiente. Cruveilhier, examinant cette théorie, ajoute : « A moins de faire de l'inflammation un mot aussi vague que celui de maladie, je crois qu'il est impossible d'admettre cette doctrine : qu'une partie qui a été modifiée dans sa texture et sa vitalité par une inflammation antérieure, soit plus exposée qu'aucune autre à ce travail morbide qui amène la formation des acéphalocystes, cela ne me paraît pas douteux ; mais ce travail est essentiellement distinct de l'inflammation. » Pour lui, l'inflammation peut donc jouer le rôle de cause prédisposante et non celui de cause déterminante et suffisante.

Malgré les travaux si remarquables de Laënnec (Mémoire sur les vers vésiculaires, 26 pluviôse an XII), les cliniciens qui vinrent après lui hésitaient encore à reconnaître l'animalité des hydatides ; et c'est là, sans doute, la cause du manque de précision que l'on remarque

dans l'article si important de Cruveilher (acéphalocyste,
Dict. médic. et chir., 1827). En effet après avoir reconnu
à l'inflammation une influence comme cause prédisposante, Cruveilhier confond les kystes hydatiques avec
les autres kystes séreux. Nous citerons textuellement
ce qu'il a dit au chapitre Etiologie : « Dans combien de
circonstances n'a-t-il pas été impossible d'arriver par
l'observation à quelque cause externe appréciable !
Cependant nous devons dire que la compression, la contusion ou la commotion, source si féconde de maladies
chroniques de toute espèce, paraissent jouer ici un rôle
remarquable ainsi que le prouveront plusieurs observations particulières qu'on lira dans le cours de cet article.
N'est-ce pas en effet aux dépens du tissu cellulaire que
se forment les kystes acéphalocystes, comme d'ailleurs
tous les autres kystes? Or, pourquoi la compression que
nous voyons présider à la formation des synoviales
sous-cutanées, tendineuses, et même articulaires dans
les fausses articulations, pourquoi, dis-je, ne produi-
rait-elle pas des kystes acéphalocystes? »

Et l'éminent auteur était si peu arrêté sur la valeur
de cette théorie qu'il ajoute plus loin : « L'humidité,
l'abondance, la mauvaise qualité ou la qualité végé-
tale de la nourriture sont une source non équivoque
d'acéphalocystes ; mais comment expliquer le mode
d'action de ces influences? Avec le chyle circuleraient
donc, dans certaines conditions déterminées, les éléments
propres à former les acéphalocystes? D'après cette manière de voir, des molécules non assimilées ou non assi-
milables, *des germes, si l'on veut*, déposés dans nos tissus
et y trouvant toutes les conditions de leur développe-

ment, s'y épancheraient pour ainsi dire, s'y réuniraien
pour former un tout individuel. »

Nous concevons facilement que dans sa thèse inaugurale sur les kystes hydatiques du foie, 1842, M. le professeur Pajot s'appuyant sur les théories de Cruveilhier
n'ait pu arriver amplement, malgré toute sa perspica-
cité, à rendre tout à fait clair un sujet où régnait tant
de confusion.

Trois ans après la thèse de M. Pajot, M. Baron dans
une note sur les hydatides du poumon et sur l'apoplexie
pulmonaire (Mémoires Acad. méd., 1845) émet une nouvelle théorie. Pour lui : « le mode d'origine des hydatides, la cause de leur développement, est souvent une
chute, un choc pouvant produire une commotion et un
épanchement de sang dans l'organe qui les renferme. »
Ils se produisent par une série de transformations que
subit le sang épanché dans les tissus, transformations
qu'il a suivies d'une façon tout à fait minutieuse dans
le poumon. Voici la manière dont il interprète en particulier la formation des hydatides dans cet organe :
« Un épanchement de sang s'étant formé dans le poumon, lorsque la résorption de l'épanchement ne se fait
pas, voici l'évolution la plus ordinaire : le noyau apoplectique, le sang est proportionnellement à la place
qu'il occupe, en quantité beaucoup plus grande qu'à la
circonférence. Dans ce centre est une infiltration considérable, ou une sorte de cavité résultant de l'écarte-
ment, ou de la déchirure des lames du tissu, et dans
laquelle est contenu le sang. A la circonférence de
l'épanchement, l'infiltration est ordinairement moins
dense. La différence de l'abondance du sang épanché dans

les divers points de l'apoplexie rend compte de la différence de coloration que l'on remarque dans tous les
points. Dans un épanchement récent, il est vrai, tous
les points sont souvent de même couleur, mais pour peu
que quelques jours se soient écoulés depuis la formation
de cet épanchement, la coloration n'est plus la même
dans toute l'étendue de l'altération. Le centre est d'un
rouge noirâtre, souvent tout à fait noir ; la partie la
plus excentrique est d'un rouge beaucoup plus clair.
Après quelques jours, ces deux portions sont séparées
par une troisième portion intermédiaire. Celle-ci est
jannâtre, un peu plus ferme, un peu plus consistante
que les autres. La portion excentrique se résorbe et
pâlit peu à peu, puis elle finit par disparaître, et le
tissu qui entoure la partie jaunâtre intermédiaire repa-
raît avec ses caractères normaux. Pendant ce temps la
portion centrale subit d'autres modifications. Le sang
se réunit en masse, les mailles du tissu sont détruites,
si déjà elles ne l'étaient dès le début de l'épanchement,
et le sang se trouve alors logé dans une cavité creusée
au milieu de l'organe. Il peut ainsi rester plus ou moins
longtemps entouré de la portion jaunâtre. Celle-ci peut
subir deux sortes de modifications très-différentes. Dans
certains cas, son épaisseur augmente à mesure que la
portion sanguine centrale diminue de quantité, ce qui
semble indiquer qu'elle est le résultat de la transformation de cette dernière, et lorsque celle-ci a disparu complétement, la partie jaune dont les différents points se
sont rapprochés peut persister et constituer une de ces
cicatrices jaunâtres que l'on rencontre assez souvent
dans le poumon. Dans d'autres cas au contraire elle
disparaît ou contribue avec le parenchyme environ-

nant à former une enveloppe à la portion sanguine centrale, etc., etc... Toute cette portion centrale peut ainsi disparaitre, laissant une caverne à la place qu'elle occupait. Quand la caverne ne contient plus de sang, on y trouve de la sérosité lorsque le kyste qui l'entoure est fermé de toutes parts.

Comme nous le voyons, l'hydatide serait ainsi constituée : l'enveloppe par les parties voisines refoulées par le foyer apoplectique, le liquide par le sérum du sang. La coloration brune que l'on rencontre parfois dans les vésicules hydatiques serait pour lui une preuve de sa théorie. Une semblable vésicule serait en voie de formation, la matière colorante du sang n'étant pas entièrement disparue. Cette raison n'est pas une preuve, car il est tout aussi admissible de penser avec Cruveilhier que cette matière colorante a pénétré par endosmose dans une vésicule déjà formée.

Il est possible que, malgré nos recherches, quelques théories nous aient échappé ; mais l'importance de ces hypothèses, basées comme on a pu en juger sur une connaissance imparfaite de la nature des kystes hydatiques nous semble peu considérable.

Nous arrivons de suite aux diverses opinions des auteurs qui, admettant l'animalité des hydatides ont essayé de rattacher à un traumatisme leur développement.

Une des premières hypothèses a été que le traumatisme était la cause déterminante en vertu de laquelle les kystes hydatiques se développaient par génération spontanée. Escarraguel (thèse de Montpellier, 1838) fait même remonter cet enseignement jusqu'à Aristote. Nous ne pouvons nous empêcher de faire ici une longue citation de cet auteur, dont les idées, empreintes de vitalisme, nous ont paru singulières :

« Disons que la commotion, la compression ou la contusion, sources si fécondes de maladies chroniques, doivent jouer ici peut-être le rôle le plus remarquable. L'hypothèse de la génération spontanée deviendra suffisamment motivée, si l'on veut bien se rappeler que cette génération spontanée est généralement admise pour beaucoup d'espèces inférieures, tels que les animaux infusoires, que l'on voit naître dans les infusions végétales et animales sous le verre du microscope. Alors, leur engendrement deviendra facile à expliquer par le mariage de deux agents bien connus, un agent matériel constitué par les éléments organiques , et un agent vital sous l'influence duquel la nutrition organique prend une forme déterminée et constitue un nouvel individu. »

Enfin Roche et Sanson dans leur Traité de pathologie, en 1844, discutant les deux opinions des helminthologistes à savoir : si les entozoaires s'introduisent dans nos organes à l'état de vers, de germes, ou d'œufs, soit par l'air, soit par les aliments, la boisson ; ou bien s'ils se forment spontanément dans nos tissus sous l'influence de conditions qui ne sont pas bien connues, arrivent à cette conclusion : « La première opinion, disent ces auteurs, ne paraît pas fondée. On est obligé d'accumuler tant d'hypothèses pour faire voyager les germes ou les œufs de plusieurs entozoaires, pour admettre que ces germes ont pu subir l'action digestive de l'estomac sans être altérés peut-être absorbés, portés du chyle dans le torrent circulatoire, charriés avec le sang sur tous nos organes , en conservant leur faculté de naître et de continuer à vivre... que nous ne concevons pas qu'une pareille opinion trouve encore de défenseur. Tout vient, au contraire, à l'appui de l'opinion qui enseigne que ces animaux naissent spontanément dans le corps. » En terminant, ils ajoutent : « La cause ordinaire du développement des hydatides est l'irritation de l'organe même au sein duquel on les rencontre ; mais ici, comme pour les productions morbides, une difficulté se présente : Pourquoi les hydatides sont-elles si rares quand les irritations sont si fréquentes?

Au lieu de nous attarder à réfuter ces diverses hypothèses de la génération spontanée des hydatides, nous ferons seulement ces deux remarques : d'abord la génération spontanée n'est pas un fait géneralement admis, et ensuite ceux qui l'admettent n'y ont recours que lorsqu'il y sont forcés et qu'ils ne peuvent constater l'existence d'œufs ou de germes manifestes.

Or. telle n'est point aujourd'hui la situation, car l'origine des hydatides chez l'homme est maintenant établie sur des bases solides. D'après les recherches de von Siebod, de Eschricht, de Leuckart, de Krabbe, de Davaine, etc., on peut les rattacher par une filiation continue à l'existence du tænia echinococcus, qui est particulier à notre chien domestique. Ce sont les œufs de ce tænia que les hasards de la dissémination amènent dans les voies digestives de l'homme où ils éclosent, et d'où les embryons se portent au milieu des parenchymes pour s'y développer sous cette forme d'hydatide qui nous occupe en ce moment. — Pour mieux faire comprendre la marche de l'hexacanthe dans les tissus de l'homme, nous avons cru bon de citer tout au long la description que van Beneden a donné de l'hexacante dans le *Bulletin de l'Académie royale de Belgique*, t. **XX**. « Chaque œuf est composé de deux enveloppes membraneuses et transparentes dans l'intérieur desquelles se trouve un embryon armé de six crochets et susceptible de se mouvoir spontanément, même quand il est encore dans ses enveloppes. Les embryons ont la grosseur des globules du sang, leur corps est lisse, leurs crochets ont la moitié de la dimension de leur corps. Si on prend une partie de cucurbitains et qu'on presse entre deux lames de verre, les œufs sont écrasés; un grand nombre de larves qu'ils contiennent le sont aussi, mais il y en a généralement quelques-unes qui survivent. Si on porte la pièce sous le microscope, et qu'on observe une des larves survivantes, voici comment on la voit agir : ses crochets sont dans un mouvement continuel, deux sont droits, rapprochés sur la ligne médiane en un style unique; ils ne se meuvent que d'arrière en avant et vice versa. Les quatre autres un peu recourbés à l'extrémité sont disposés deux par deux, à droite et à gauche des deux premiers, de manière qu'ils semblent se toucher par leur base. Ils exécutent ces mouvements de va et vient qui consiste en ce que tout d'abord placés le long des deux crochets du milieu, ils s'en écartent ensuite jusqu'à angle droit. Le résultat de ce mouvement est que la larve chemine assez vite au milieu des tissus écrasés qui l'entourent. Le mécanisme de ce mouvement est analogue à celui d'un homme qui veut passer par une fenêtre étroite et un peu élevée, il passe d'abord sa tête et les coudes, puis appuyant ceux-ci contre les bords du châssis, il pousse son corps en avant et arrive ainsi à passer tout entier. Ces mêmes efforts se continuent pendant des heures entières; on comprend dès lors que tous les tissus vivants puissent être traversés par ces petits animaux.

On conçoit même que, parvenus dans les vaisseaux, ils peuvent être portés au loin par le courant sanguin, et l'on s'explique facilement pourquoi c'est le foie qui est le plus souvent infecté d'hydatides, puisque c'est l'organe qui reçoit toutes les veines de l'intestin, et pourquoi aussi on trouve des entozoaires dans le corps des fœtus encore renfermés dans le sein de leur mère ; le tissu mou et spongieux de la matrice gravide et celui du placenta peuvent-ils offrir beaucoup de résistance à des larves microscopiques qui cheminent avec une incessante activité ? »

Aussi comprend-on comment l'hexacanthe ; dès qu'il se trouve libre dans l'intestin, cherche aussitôt à sortir de cette cavité pour pénétrer dans la profondeur des organes. Il manœuvre sans cesse ses crochets, dont il se sert tout à la fois comme de leviers et d'organes perforateurs, perfore peu à peu les tissus ou plutôt il les écarte, et plus inoffensif qu'une aiguille à acupuncture, il s'enfonce dans les parties molles, perce les parois vasculaires s'il les rencontre et tombe dans le torrent sanguin qui le transporte au hasard dans les parties voisines ou dans les parties éloignées.

Étant donnés ces faits incontestables, il est clair que le rôle du traumatisme dans la production des kystes hydatiques ne saurait avoir l'influence d'une cause déterminante, il ne pourrait produire de toute pièce un être vivant. Aussi et nous le disons tout d'abord : le traumatisme ne fait que favoriser la fixation de l'hexacanthe dans nos tissus, ou rendre plus facile et plus prompt son développement.

Mais pouvons-nous pénétrer plus intimement ce mode d'action ?

Depuis quelques années surtout, et grâce aux travaux

de Paget en Angleterre, du savant professeur Verneuil en France, l'attention est attirée sur les grandes questions de la pathologie générale. L'étude des traumatismes et des diathèses est surtout à l'ordre du jour. M. Verneuil, en poursuivant ses recherches, a établi, d'une manière irréfutable, cette vérité générale : « Le traumatisme provoque souvent la manifestation de diathèses en puissance ou latentes. « Il a caractérisé tous les phénomènes d'un mot heureux et pittoresque : « Le traumatisme bat le rappel des diathèses. » Aussi notre première pensée a été de rechercher jusqu'à quel point ces idées si fécondes par leurs applications pouvaient cadrer avec notre sujet. Or comme nous l'avons démontré dans notre deuxième chapitre, l'affection hydatide peut, sous l'influence du traumatisme, se révéler comme le ferait une diathèse ordinaire. C'est tellement vrai que nous pouvons nous approprier ce que M. Berger dit au sujet du cancer dans sa thèse d'agrégation : « Tous les observateurs admetttent, dit-il, que si la violence extérieure brusque et instantanée détermine l'apparition du cancer, c'est que le sujet atteint par cette violence était auparavant marqué par le cancer. La prédisposition est donc une sorte de diathèse latente qui parfois détermine spontanément la manifestation, parfois prend l'occasion d'un traumatisme pour se mettre en évidence. »

Un second point de contact qui rapproche le kyste hydatique des manifestations diathésiques est celui-ci : on trouve dans un certain nombre de cas, et dans des régions éloignées les unes des autres, plusieurs manifestations locales de même nature. S'agit-il par exemple de la diathèse syphilitique? On peut trouver à la fois des gommes dans le poumon, dans le foie, les membres, etc.

De même on voit des kystes hydatiques tout à la fois dans le fóie, la rate, les membres, etc., etc.

Cette existence d'une sorte de diathèse hydatique était d'ailleurs admise par les anciens, et n'est même pas encore rejetée d'une façon absolue pour tout le monde. M. Bouchut en particulier, qui, dans son Traité de pathologie générale (article Diathèse vermineuse), après avoir dit que tout semble indiquer que la diathèse vermineuse n'existe pas, et que ce n'est qu'une germination accidentelle de produits venus du dehors, fait cependant cette restriction : « Je n'affirme rien, d'autant mieux qu'en présence de quelqu'un de ces faits extraordinaires de généralisation et de dissémination des tumeurs hydatiques dans le scrotum, la rate, le foie, le mésentère, les poumons, comme j'en ai vu un exemple dans mon service à l'Hôtel-Dieu, il est impossible de se défendre de l'idée d'une diathèse spéciale pouvant être la cause de tous les accidents. »

Je ne le dissimulerai point ici; si je ne craignais pas de trop forcer l'analogie en faisant de la maladie hydatique une sorte de diathèse, comme semble le dire M. Bouchut, j'éprouverais une certaine satisfaction à pouvoir appliquer à cette affection particulière les idées générales de M. Verneuil, à savoir : « Le traumatisme a une influence réelle sur un état constitutionnel. » Mais je crois qu'il serait téméraire à moi de poursuivre cette voie et d'admettre une diathèse vermineuse. Et, en effet, à coté des deux points de ressemblance que nous avons signalés plus haut, combien ne trouvons-nous pas de raisons suffisantes pour nous faire rejeter ce simple rapprochement! Une d'abord, qui est capitale, c'est que la diathèse ne peut exister, les kystes hydatiques n'étant qu'une

germination accidentelle de produits venus du dehors ;
et ensuite, disons avec Feltz, qu'en l'admettant, on est,
comme conséquence, conduit aux plus singulières exa-
gérations. Car il faudrait faire autant de diathèses qu'il
y a d'espèces d'entozoaires. Et pourquoi pas une diathèse des épizoaires, spécialement quand il s'agit de
phthiriase ?

L'hérédité pourrait, en faisant un examen superficiel,
être citée en faveur du rapprochement de l'affection hydatique et des diathèses. En effet, rien n'est mieux démontré (Van Beneden) que l'existence de ces entozoaires
dans le fœtus lorsque la mère est atteinte de kyste hydatique. Or, il ne s'agit pas ici d'hérédité proprement
dite, mais d'une propagation facile à concevoir. L'hexacante circulant dans les vaisseaux maternels du placenta n'est, en effet, séparé du sang du fœtus que par
une membrane très-mince et nous savons avec quelle
facilité ce petit animal vagabond traverse les tissus.

Pour démontrer véritablement l'influence de l'hérédité, il faudrait citer au moins quelques cas où la mère
n'étant pas en puissance d'hydatides, le père communique cette affection au produit de conception.

Pour ces diverses raisons nous ne pouvons rapprocher
les kystes hydatiques des diathèses.

M. Petit, dans un mémoire présenté en 1875 au Con-
grès de Nantes : « *de locis minoris resistentiæ* », étudie
l'influence que les traumatismes ont pour produire ce
qu'il appelle des lieux de moindre résistance. Il a fait
l'application de cette donnée aux maladies diathésiques.
Nous croyons pouvoir l'étendre à notre cas actuel, et
dire que le point où, par suite d'un traumatisme quelconque il y aura eu simple contusion ou fracture, consti-

tuera un « locus minoris resistentiæ » favorable à la fixation ou au développement des kystes hydatiques.

Essayons maintenant de trouver une explication théorique de l'influence de ce « locus minoris resistentiæ. »

Voyons d'abord ce qu'a dit un auteur récent sur le rôle du traumatisme dans l'étiologie des kystes hydatiques.

M. Boncour a très-bien posé les termes du problème dans sa thèse sur les kystes hydatiques des membres (thèse de Paris, 1878). « Tout traumatisme, dit-il, suivant son degré de violence, peut produire soit un épanchement sanguin, soit la fracture d'un os, soit un léger mouvement fluxionnaire. » Or, comme une fracture s'accompagne nécessairement par la rupture des vaisseaux osseux, d'extravasation sanguine, nous pouvons réduire tous les cas aux deux suivants : ou *le sang est extravasé des vaisseaux*, ou *il n'y a qu'une simple fluxion*.

« Il est bien entendu, ajoute M. Boncour, que nous nous mettons dans le cas d'un individu qui a ingéré d'une manière ou d'une autre des embryons de tænia. Supposons que le traumatisme ait produit un épanchement sanguin, voici ce qui va se passer : les embryons de tænia, entraînés dans le torrent circulatoire, peuvent parfaitement, en même temps que les globules sanguins, sortir du vaisseau qui les contient et s'épancher au niveau du point contus, et l'épanchement sanguin, qui au moment de la contusion ne forme qu'une bosse sanguine, est remplacé plus tard par un kyste hydatique. »

La théorie de Baron, que nous avons reproduite plus haut, ne diffère de celle-ci que par un point, bien important, il est vrai ; que l'on ajoute en effet l'hexacanthe au milieu du foyer sanguin, au lieu de faire naître l'hydatide des éléments mêmes du sang, et sa théorie serait acceptable.

M. Boncour, en discutant sa théorie, se fait cette objection : « L'hexacanthe, qui constitue une embolie, devra nécessairement s'arrêter pour se développer, et il n'est certes pas déraisonnable, de supposer que c'est seulement par l'effet du hasard qu'on voit apparaître une hydatide dans un endroit qui quelque temps auparavant avait été le siége d'une contusion légère. Mais, répondant à sa propre objection, M. Boncour fait observer que l'hexacanthe devrait de préférence s'arrêter là où les vaisseaux capillaires sont les plus petits, le poumon par exemple. »

Si nous comprenons bien la pensée de l'auteur, pour lui, la seule voie de migration de l'embryon du tænia echinococcus serait les vaisseaux, et il serait là plongé dans le torrent circulatoire, semblable à une embolie inerte, et le traumatisme agirait simplement en augmentant les chances de voir ce petit être s'arrêter au point contus, sa sortie étant favorisée par la rupture des vaisseaux.

C'est, selon nous, trop restreindre la question. Il suffit en effet de considérer l'organisation de l'hexacanthe, la puissance de ses leviers, la vivacité de ses mouvements, sa petitesse, 0^{mm}, 0 35 de diamètre, il n'a que 0^{mm}, 0 35, pour comprendre qu'il est loin d'être comparable à une embolie ordinaire, et que sa seule voie de migration dans les tissus n'est point uniquement les vaisseaux Lorsque nous voyons les poussières organiques cheminer à travers les tissus sans emprunter la voie des vaisseaux, l'hexacanthe, qui est vivant, ne pourra-t-il pas, à plus forte raison, écarter les éléments anatomiques, et, en suivant le tissu cellulaire, se répandre dans les artères, les veines, et peut-être les lymphatiques, et arriver ainsi dans les organes les plus éloignés ? C'est d'ailleurs ce que semblent démontrer les recherches des naturalistes qui ont, pour ainsi dire, cultivé les œufs de tænia echinococcus en les faisant avaler à certains animaux. En sacrifiant ces derniers, ils ont parfaitement remarqué des sillons que l'hexacanthe avait dû tracer dans le tissu cellulaire et en particulier sur les parois de la base du cerveau.

Il ne faudrait pas exagérer la portée de ces réserves. Nous inclinons en effet à croire que, dans un grand nombre de cas, l'hexacanthe en pénétrant dans les vaisseaux suit la direction du courant sanguin. Mais nous pensons qu'il est indiscutable que cet embryon du tænia echinococcus, dans sa course vagabonde dans toute notre économie, suit à peu près indistinctement, soit la voie du torrent circulatoire, soit celle du tissu cellulaire.

Or, étant établis ces différents modes de migration de l'hexacanthe, comment devrons-nous interpréter l'action du traumatisme? Sommes-nous nécessairement obligé d'admettre que pour qu'un kyste hydatique se développe à la suite d'un traumatisme il devra toujours y avoir rupture vasculaire? Non : d'abord cette rupture n'expliquerait pas les cas plus ou moins fréquents où l'embryon se développe dans la cavité des vaisseaux, par exemple dans les radicules des veines du poumon, comme l'a observé Andral, qui en a publié plusieurs observations (*Clinique méd.*, t. II, p. 412). Nous dirons même que cette rupture n'est guère utile pour expliquer la sortie de l'hexacanthe au dehors des vaisseaux. Nous savons en effet comment se fait la circulation dans les capillaires, le sang stagne, pour ainsi dire, les globules sanguins bouchent hermétiquement leur ouverture à travers laquelle ils doivent s'étirer pour passer. Quoi de plus facile pour l'hexacanthe, dans ces conditions, que de s'accrocher à la paroi des capillaires et de sortir de ceux-ci en les perforant à l'aide de ses crochets, pour aller chercher un refuge où il pourra, à l'abri et en tranquillité, subir sa deuxième transformation, celle d'hydatide, et par suite d'échinocoque.

Sans doute la rupture des vaisseaux, dans bon nombre de cas, favorisera singulièrement la sortie et la fixation des embryons, mais elle ne peut pas expliquer tous les faits (kystes intravasculaires), et souvent elle n'est pas indispensable, la sortie de l'héxacanthe pouvant très-bien se faire sans rupture.

Nous croyons, **pour notre part**, que la fluxion, et par suite l'inflammation que l'on observe toujours à la suite d'un traumatisme, doivent jouer un rôle considérable dans la pathogénie des kystes hydatiques. Nous pouvons, en nous basant sur cette hypothése, nous rendre mieux compte de certains faits, de la production de ces kystes dans certaines parties du corps, où il faut vraiment forcer les analogies pour retrouver des ruptures vasculaires. Ainsi, dans une observation recueillie dans le service de M. Guyon et publiée dernièrement dans le *Progrès médical* (28 juin 1879, n° 26), M. Segond, prosecteur de la Faculté de médecine, rapporte l'histoire d'un forgeron qui avait un kyste hydatique développé dans le muscle grand pectoral. Cet auteur, pour expliquer l'étiologie de cette affection localisée en cet endroit, admet qu'il a dû se former primitivement un épanchement sanguin professionnel qui, par la mise en liberté de l'hexacanthe, a été la cause occasionnelle du kyste hydatique.

Ne serait-il point plus admissible, pour donner une explication de ce fait, de dire que les mouvements violents exigés par le métier de ce malade ont eu pour résultat, non de produire un épanchement sanguin, mais bien plutôt une congestion active des fibres musculaires du grand pectoral. Cette manière d'envisager la chose, nous permet encore d'expliquer la prédilection que les hydatides ont pour certains muscles fonctionnant d'une manière plus active que les autres, et, en généralisant, pourquoi on les rencontre dans les organes les plus vasculaires, par exemple dans le foie, les poumons, la rate, la partie spongieuse des os longs, etc.

Disons encore, dans le même ordre d'idées, que, pour Roche, les kystes hydatiques de l'utérus ne se rencontrent qu'après la puberté, spécialement chez les femmes qui ne sont pas vierges, jamais chez les filles impubères, et ajoutons que tous les auteurs affirment que la grossesse favorise considérablement leur production. Ce sont là tous faits dont l'hypothèse que nous émettons rend bien compte, si l'on songe que toutes ces circonstances physiologiques ou accidentelles ont toutes un élément commun, la fluxion.

Il n'en est pas autrement de l'usage des corsets. En effet, en comprimant la base du thorax et le foie en particulier, cet objet pernicieux met un obstacle à la circulation intrahépatique ; le sang tend donc à stagner dans tout le système de la veine porte, {ce qui nous explique la grande fréquence chez la femme, des kystes hydatiques dans le foie, dans la rate, dans le mésentère, et en général dans tous les organes abdominaux qui dépendent de la circulation de la veine porte.

Tout vient à l'appui de l'hypothèse que nous faisons ici ; l'observation et le raisonnement lient sans efforts ces faits les uns aux autres, et de l'intelligence des premiers on s'élève facilement et comme d'échelons en échelons à l'intelligence des seconds.

Il ne suffit pas de dire que le traumatisme agit par suite de la fluxion ou de l'inflammation qu'il occasionne dans les organes qui ont été contus, il nous faut encore expliquer le mode suivant lequel la fluxion exerce son influence comme cause occasionnelle des hystes hydatiques. Or, voyons quel est l'état des vaisseaux dans la congestion inflammatoire. Consécutivement à l'irritation, il y a, dit Lebert, « 1° contraction des vaisseaux capillaires et accélération du cours du sang ; 2° peu à peu le cours du sang se ralentit par suite de la dilatation des capillaires, et enfin le sang s'arrête complétement dans les vaisseaux irrités. Sous l'influence des modifications survenues dans leurs parois, ils livrent passage, non-seulement à la partie liquide du sang mais encore à quelques-uns des éléments morphologiques (globules) qu'ils contiennent.

Ainsi donc, dans l'organe en état de congestion inflammatoire, la stagnation du sang est beaucoup plus considérable que dans l'état physiologique ; c'est là une condition éminemment favorable au passage de l'hexacanthe à travers les parois des vaisseaux. Il se ferait en ce point une sorte de diapédèse, mais dont la possibilité est incontestable si l'on se rappelle ce que nous avons dit de l'activité de l'hexacanthe.

D'après ce que nous venons de voir, il résulte que le

traumatisme, en produisant une hyperémie plus ou moins considérable des tissus ou des organes lésés, favoriserait la fixation de l'embryon, il indiquerait, il déterminerait, pour ainsi dire, le siége du kyste.

Mais nous ne croyons pas que la fluxion inflammatoire, consécutive au traumatisme, se borne seulement à fixer l'embryon. Celui-ci devra grandir et se transformer en passant successivement par divers états; or, l'hexacanthe est un être vivant d'une vie propre, et ne demandant à l'animal qui le porte que le lieu, la chaleur, et des produits exhalés qu'il a la faculté de s'assimiler. Or, ce sont toutes ces conditions réunies qu'il trouve au plus au degré dans l'organe hyperémié. Et, en effet, nous pensons que dans le cas qui nous occupe, on doit se demander si l'hyperémie ne joue pas également un rôle important dans la nutrition, et par suite, le développement de l'hydatide. Nous pensons qu'on ne doit pas hésiter à répondre par l'affirmative, et qu'on peut assimiler la congestion à une sorte de fonction, ou mieux à une phase nécessaire à l'évolution de ce produit pathologique. Nous pourrions invoquer l'autorité de Sthal, qui attribue en effet à l'acte congestif une destination finale.

Dans notre hypothèse, la fluxion inflammatoire joue donc un double rôle dans la formation et le développement des kystes hydatiques. En premier lieu, elle détermine le siége de l'hydatide; en second lieu, elle concourt activement à sa nutrition et à son développement.

Enfin, nous avons dit que l'hexacanthe pouvait suivre la voie du tissu cellulaire. Comment alors agira le traumatisme? Après ce que nous venons d'exposer, nous

pouvons expliquer son rôle d'une façon tout à fait analogue. Il est donc inutile d'entrer à ce sujet dans de
nouveaux détails. La larve, trouvant dans le point de
l'organisme hyperémié tous les éléments nécessaires à
son développement, s'y arrêtera, y végétera tranquille-
ment par bourgeonnement, et y achèvera son évolution.

En résumé, quelle que soit la voie suivie par l'hexacanthe pour pénétrer dans tous nos tissus, nous croyons
avoir démontré que le traumatisme agit absolument de
la même manière dans un cas comme dans l'autre, c'est-
à-dire qu'en produisant soit une rupture des vaisseaux,
soit une fluxion inflammatoire, il favorise la fixation de
l'embryon et lui fournit tous les matériaux dont il aura
besoin pour sa nourriture.

Nous voulons dire, en terminant cette longue série
d'hypothèses, que notre théorie de la fluxion traumatique
nous semble devoir être généralisée aux autres fluxions
physiologiques ou pathologiques. Nous admettons
même que dans quelques cas l'embryon du tænia echinococcus puisse se développer dans un milieu non hyperémié. Mais la fluxion est un adjuvant utile, qu'elle
soit traumatique ou spontanée.

CONCLUSIONS

1ª Très-souvent les kystes hydatiques, ont été précédés d'un traumatisme de la région où ils [se sont développés.

2° Ces faits sont nombreux, trop généraux pour ne pas indiquer un rapport de causalité.

3° Les auteurs qui n'ont pas tenu compte suffisamment de l'animalité de kystes hydatiques ont généralement reconnu au traumatisme le rôle de cause efficiente (par inflammation, par frottement par transformation, d'un foyer sanguin).

4° Parmi ceux qui reconnaissent l'animalité des kystes hydatiques, quelques-uns ont cru que le traumatisme déterminait leur formation par génération spontanée.

5° Admettant que les kystes hydatiques proviennent toujours d'un œuf, nous ne pouvons accorder aux violences extérieures d'autre rôle que celui d'en favoriser la fixation et le développement, soit par rupture vasculaire, soit plutôt par fluxion traumatique.

OBSERVATIONS.

Nous devons à l'obligeance de M. Tillaux, chirurgien à l'hôpital Beaujon, l'observation suivante :

Obs. I.

Franquet (Charles), 38 ans, cultivateur, entre le 29 mars 1878, service de M. Tillaux.

Comme antécédents « il y a neuf ans, le malade en courant est « venu se heurter contre une palissade qui l'a frappé fortement « sur l'hypochondre droit. »

Le malade éprouva une assez vive douleur; il put cependant le lendemain reprendre ses occupations.

Le mois de juillet dernier, il s'est aperçu de l'existence d'une petite tumeur siégeant dans le côté droit au-dessous des côtes. Cette tumeur n'était nullement douloureuse. Elle a augmenté peu à peu de volume, et a acquis le volume énorme qu'elle a maintenant. Elle est restée toujours indolore, mais au commencement de mars, c'est-à-dire il y a un mois, il a eu quelques petits frissons, un peu de fièvre et quelques élancements du côté droit au niveau de sa tumeur. Cela n'a duré que quatre ou cinq jours.

Aujourd'hui, on constate dans le côté droit de l'abdomen une tumeur très-volumineuse, oblongue, s'étendant depuis la sixième côte jusqu'à la crête iliaque droite, dépassant la ligne médiane en avant. Au niveau de sa partie centrale, deux saillies frappent les regards. La peau est normale, et la tumeur indépendante des parois abdominales.

A la palpation, la tumeur est rénitente, on la délimite parfaitement du côté de la ligne blanche ; sa percussion donne de la matité depuis la cinquième côte jusqu'à quelques centimètres au-dessus de la crête iliaque, et depuis la région lombaire jusqu'à la ligne blanche.

On sent très-distinctement le flot vers la partie centrale de la tumeur au niveau des deux bosselures. On sent à ce niveau le frémissement hydatique, mais avec quelques difficultés cependant.

On diagnostiqua un kyste hydatique du foie.

1er avril. Pour assurer encore le diagnostic, on fait une ponction avec un trocart fin au niveau de la partie la plus saillante, là où la fluctuation est manifeste. On retire quelques grammes d'un liquide jaunâtre qui paraît être du pus. Pas de crochets à l'examen microscopique.

Le 5. La quantité du liquide contenu, d'une part, sa purulence d'autre part, font adopter comme moyen de traitement la méthode de Récamier. On applique sur la tumeur au niveau de la bosselure, là où a été faite la ponction exploratrice, une couche de pâte de Vienne, dans une étendue à peu près égale à celle d'une pièce de cinq francs.

Le 13. On enlève l'eschare, et on met à la place une nouvelle couche de pâte de Vienne.

Le 15. On détache la nouvelle eschare ; elle est formée par des fibres du grand oblique reconnaissables à leur direction.

Le 22. On met pour la troisième fois une couche de pâte de Vienne pendant vingt minutes. La nuit qui suit l'application, le malade souffre assez dans le côté droit de l'abdomen. Le matin les douleurs se calment un peu pour disparaître dans l'après-midi.

Le 25. On est toujours sur les fibres du grand oblique. On applique pour la quatrième fois une couche de pâte de Vienne pendant vingt minutes. Le malade ne souffre pas dans la journée ; les douleurs ne commencent que le lendemain vers six heures et disparaissent vers trois heures de l'après-midi.

Les jours suivants, ablation de l'eschare avec une pince ; on aperçoit les fibres du petit oblique. Le 2 mai, une cinquième application est faite.

Deux nouvelles applications sont nécessaires pour arriver sur le transverse. « C'est alors le 23 mai que M. Tillaux prenant une « flèche de pâte de Canquoin, très-dure, de 8 à 10 centimètres de « longueur, l'enfonce d'autorité à travers l'eschare, dans le kyste « et la laisse en place. » Quelques heures après, des douleurs assez vives se manifestent. Elles se calment un peu le lendemain et les jours suivants.

Le mercredi 22 mai, le malade se sent un peu mouillé, il s'aperçoit qu'un peu de pus assez fétide s'écoule par la plaie, sur les limites de l'eschare. Cet écoulement continue sans interruption jusqu'au 1er juin. Ce jour-là, M. Tillaux, arrachant avec des pinces une partie de l'eschare, des flots de pus sortent de l'abdomen, et en un instant inondent le lit et la chambre du malade. On évalue à une vingtaine de litres la quantité de pus qui est sortie. Les jours suivants l'écoulement continue, assez abondant. A 24 heures d'intervalle, on enlève deux fois des membranes qui viennent se présenter à l'ouverture abdominale. Les membranes sont minces, ransparentes, et représentent parfaitement les parois du kyste hydatique. Le liquide purulent, examiné au microscope, ne fait pas reconnaître la présence de crochets.

Au bout de quelques jours, vers le 13 juin, l'écoulement diminue un peu ; on juge inutile de faire des lavages dans la poche, car elle se rétrécit de jour en jour. On se contente de faire un pansement à l'alcool.

En somme, depuis le jour où l'eschare se détachant, donne issue au pus, le malade marche peu à peu vers la guérison, sans aucun accident, sans aucune complication. L'écoulement se tarit peu à peu. Vers le 16 juillet, le malade fatigué des chaleurs perd un peu l'appétit. M. Tillaux l'engage à se retirer chez lui ; il sort le 18 juillet.

La suppuration existe, mais elle est très-légère.

Nous avons su plusieurs mois plus tard, que M. Franquet est resté un mois à Paris, chez un de ses parents. L'état général est devenu assez bon ; cependant la suppuration du kyste a toujours continué. Mais étant rentré chez lui, à la campagne, il a vu en trois ou quatre semaines la suppuration disparaître complétement et aujourd'hui il est complétement guéri.

Nous avons reproduit tout au long cette observation inédite, à deux points de vue : le premier, parce qu'elle montre d'une façon bien nette l'influence du traumatisme sur le développement du kyste hydatique ; le second parce que le mode de traitement employé par M. Tillaux, contient une modification importante du procédé classique de Récamier. Sans doute cette dernière partie de l'observation est étrangère à notre sujet ; comme elle est inédite, nous n'avons pas cru devoir l'abréger.

Obs. II. — Kyste hydatique de l'omoplate ayant débuté à la suite d'une contusion. Guérison. (Recueillie par M. Armand Siredey, dans le service de M. Tillaux, à Beaujon ; obs. citée, thèse Boncour.)

Catherine X..., 24 ans, domestique, entre le 25 juin 1877, salle Sainte-Agathe, n° 13.

Jamais de maladies graves, ni d'accidents antérieurs.

Le 2 août 1876 « cette jeune femme fit une chute dans un esca- « lier en portant un fardeau ; la partie supérieure de l'épaule gau- « che et du bras portèrent sur les marches. » La malade put se relever et continua même son travail tout le jour, malgré de vives douleurs dans les parties contusionnées.

Durant la nuit, la souffrance augmenta, insomnie absolue. Application d'eau froide sur l'épaule. Le lendemain matin, impuissance complète du bras et persistance des douleurs. La malade entre à l'hôpital.

On observe alors une contusion simple des régions indiquées. Vaste ecchymose qui disparaît ainsi que la douleur après quelques jours de repos et des applications d'acool camphrés.

La malade quitta l'hôpital au bout de huit jours et reprit son service.

Depuis ce moment, elle remarqua qu'il se formait en arrière de l'épaule gauche, immédiatement au-dessous et en dedans, une petite tumeur dont le développement progressif l'inquiéta, bien qu'elle ne provoquait aucune douleur spontanée ou provoquée.

Un médecin consulté à cette époque (septembre 1876) conseilla des applications de coton iodé.

Au mois de décembre 1876, une seconde tumeur apparut un peu au-dessous de la première, sur la même ligne verticale, dans un point qui correspond à peu près à l'épine scapulaire.

Les deux grosseurs continuèrent à se développer lentement, sans provoquer d'autres troubles qu'un peu de gêne dans les mouvements d'élévation du bras. La peau présentait en ce point la même coloration que dans les parties voisines.

Le coton iodé ne produisant aucun résultat, on cessa de l'employer.

Deux médecins consultés soupçonnèrent l'existence d'un kyste et proposèrent une ponction qui fut différée.

De janvier à juin 1877, la jeune femme continua son travail sans s'occuper de son affection, mais voyant que les tumeurs augmentaient toujours et avec elles la gêne du bras, elle se décida à entrer à l'hôpital, le 25 juin.

A cette époque, la plus grande des tumeurs, celle qui s'était développée la première à la partie inférieure de l'épaule, en arrière, avait le volume d'un poing d'adulte; la seconde celui d'un œuf de poule.

Les mouvements d'élévation et d'abduction du bras étaient devenus à peu près impossibles. Mais il n'y avait pas de douleur.

M. Delens pratique une ponction avec l'appareil Potain; le 28 juin, issue d'un liquide blanc laiteux.

Le 30 juin, nouvelle ponction dans les deux tumeurs et incision verticale rejoignant les deux foyers. On retire un liquide blanchâtre comme dans la ponction exploratrice, sans membrane.

6 juillet. Au moment où on faisait des lavages dans la plaie, on fit sortir quatre vésicules hydatiques qui ont été conservées et examinées.

Depuis ce jour, on ne retire plus d'hydatides, mais il sortit de nombreux séquestres à plusieurs reprises.

Abcès à la partie externe du bras, au-dessous de la tête humérale. L'ouverture de cet abcès laissa un trajet fistuleux.

La suppuration de la plaie se maintint jusqu'au mois de décembre.

Le 15. M. Gillette fit une nouvelle incision plus profonde que la première, et l'on retira des séquestres.

Pendant tout le mois de janvier 1878, persistance de la suppuration, en même temps qu'apparaissent de vives douleurs dans l'épaule et dans le bras.

L'état général est très-satisfaisant. M. Tillaux explorant les trajets fistuleux sur plusieurs points d'os nécrosés, et sur la demande de la malade, pratique la résection de l'angle inférieur de l'omoplate le 13 février. La portion enlevée comprend à peu près le quart de l'os.

On constate dans le fragment nécrosé une exagération du tissu aréolaire surtout au niveau des bords, anfractuosités dans lesquelles on trouve une vésicule hydatique. Pansement à l'alcool.

Actuellement, 28 février, l'état de la malade est excellent, a plaie commence à se cicatriser, le trajet fistuleux du bras a disparu.

Cette observation, dit l'auteur, présente un cas bien remarquable de kyste hydatique développé dans un os plat à la suite d'une contusion.

Obs. III (Thèse de M. Bellencontre, 1876, Contribution à l'étude des kystes hydatiques comprimant la moelle épinière; obs. I, p. 9).

Lat... (Jules-Zacharie) âgé de 39 ans, déchargeur de navires, a constamment joui d'une bonne santé.

Vers la fin de 1866, L... *tomba en déchargeant une péniche* dans la cale de ce bateau et fut apporté à l'hospice général dans le service de mon regretté maître le Dr Hélot, où il resta 15 jours, *ayant présenté des contusions à l'épaule et des ecchymoses à la hanche et à la fesse gauche.* Il reprit ses travaux et les continua jusqu'en mai 1872, époque à laquelle il entra à l'Hôtel-Dieu de Rouen, dans le service chirurgical du Dr Flaubert, pour un ulcère variqueux de la jambe droite, et se plaignant de douleurs, tantôt sourdes, tantôt aiguës, qu'il ressentait depuis plus d'un an, dans le côté gauche de la poitrine, douleurs qui ne l'empêchaient que par moment de travailler; de plus, il était « court d'haleine », il montait un escalier rapide avec peine, ne pouvait courir et se coucher sur le côté gauche que difficilement. Il fait remonter le commencement de cette oppression à 2 ans environ : le jour de la noce d'un de ses camarades, en 1870, il s'aperçut que la danse lui donnait de la dyspnée.

Le 19 juillet 1872, deux mois après son entrée, voici l'état dans lequel nous l'observons :

L... est bien constitué, il nous raconte que, depuis une année environ, il a éprouvé une douleur vive dans le côté gauche du thorax, point sur lequel un médecin de la ville a fait appliquer des ventouses ; il a constamment souffert de douleurs vagues dans le dos, entre les deux épaules, et même dans « la peau du ventre » à gauche ; depuis son entrée à l'hôpital ces douleurs ont augmenté, et il attribue cette augmentation au lit et à l'inaction qu'il garde constamment.

Aujourd'hui, il se plaint beaucoup de l'épaule gauche, il a des douleurs en travers le corps vers la huitième et la neuvième côte qui semblent siéger dans les branches des nerfs intercostaux ; dans aucun des points d'immergence des nerfs, ces douleurs ne sont augmentées par la pression ni dans l'intervalle des cartilages sterno-

Danlos.   4

costaux, ni dans les espaces intercostaux ; c'est plutôt un sentiment
de gêne continuel, une douleur sourde dans les deux côtés de la
poitrine, principalement à gauche, vers la partie moyenne et inférieure du thorax, mais par moment cette douleur augmente brus-
quement, est si aiguë, qu'elle lui arrache un cri et dure ainsi vingt-
quatre, quarante-huit et même soixante-douze heures, ne cédant
pas aux injections hypodermiques de morphine à haute dose que
l'on a plusieurs fois renouvelées sans résultat. Il compare ces
douleurs à un sentiment de torsion des côtes. Le point principal
de la douleur est toujours le même et n'a jamais cessé d'exister
depuis le début de son affection ; à cet endroit, la peau est souvent
très-sensible et le contact de la chemise ou d'un corps froid, surtout,
est très-douloureux. Ces phénomènes d'hyperesthésie disparaissent
par moment. On ne trouve aucune déformation ou déviation du
rachis.

Depuis un mois à peu près, L... se plaint de crampes, d'élancements et de fourmillements dans les jambes et le bras gauche *qui
le picote* ; les téguments ne sont pas insensibles à la piqûre d'une
épingle. Il éprouve un sentiment de chaleur dans les deux jambes
et les sort hors du lit la nuit : la faiblesse est manifeste dans les
membres inférieurs qui sont un peu raides par moment dans la
marche.

A l'auscultation, les battements du cœur sont réguliers, mais le
maximum des bruits paraît s'entendre un peu plus vers la
ligne médiane que de coutume.

La percussion de la poitrine donne une sonorité exagérée sous la
clavicule gauche ; vers la partie moyenne et inférieure du thorax
de ce côté, en arrière, point où le malade se plaint que la percussion est douloureuse, dans une espace de douze à quinze centimètres, il y a une matité réelle, avec moins d'élasticité sous le
doigt ; la poitrine paraît comme dilatée en cet endroit et la respiration y est nulle ; au-dessus de cet espace, la sonorité redevient
normale, la respiration est affaiblie, comme lointaine, sans
souffle, pas d'égophonie. Ni souffle, ni râles, à droite, avec
respiration normale. Le malade tousse un peu, la toux est sèche
et existe depuis plusieurs années, expectoration rare, crachats vis-
queux aérés.

L'état de L... reste à peu près stationnaire jusqu'au mois

d'octobre 1872, les douleurs sont les mêmes dans les parois thoraciques, mais elles redeviennent aigües plus souvent ; mêmes sensations, mêmes phénomènes à la percussion et à l'auscultation dans le point signalé du thorax ; le rachis a toujours sa rectitude habituelle.

Le 21 octobre, les accidents vont en s'aggravant, et à partir de ce jour les fourmillements dans les membres augmentent ; enfin on observe, les jours suivants, des crampes, de la faiblesse, une contracture temporaire, puis permanente dans les membres inférieurs, des phénomènes d'hyperesthésie et d'anesthésie légers ; paraplégie.

Le 16 janvier 1873, le malade crie au moindre attouchement, il est immobile dans son lit. Mort le 17 janvier à une heure du matin.

Le poumon droit est sain, pas d'adhérences pleurétiques. Vers la partie moyenne du thorax, côté gauche, en arrière du poumon qui est un peu aplati, refoulé en avant et en haut, diminué de volume et adhérent à la plèvre dans une grande partie de sa hauteur, on trouve une tumeur saillante, résistante, ronde, élastique, d'un blanc grisâtre, du volume d'une très-grosse orange, complétement adhérente en avant au feuillet pariétal de la plèvre qui la sépare du poumon, organe qui est lui-même creusé pour la recevoir, mais ne communique en aucune façon avec elle ; cette tumeur est accolée aux corps des sixième, septième et huitième vertèbres dorsales, aux septième et huitième côtes, dont la face antérieure est unie, érodée, et dans lesquelles elle s'est creusée une véritable cavité ; en dedans, elle est en rapport immédiat avec l'aorte qui est intact et ne lui est pas adhérente.

Cette tumeur pénètre en arrière dans le canal vertébral, au niveau des trous de conjugaison, par une ouverture de communication pratiquée aux dépens des os érodés, usés. Cette ouverture laisse facilement pénétrer deux doigts ; là, elle occupe un espace de 0.06 centimètres et refoule le cordon médullaire à droite, cordon qu'elle aplatit et recouvre en arrière entièrement. L'enveloppe de cette tumeur est manifestement moins épaisse dans le canal rachidien que dans sa partie intra-thoracique où elle est formée d'une membrane parenchymateuse blanchâtre, résistante.

Le tissu pulmonaire, en contact médiat avec cette tumeur et qui

l'entoure, est un peu induré et comme fibreux dans certains en-
droits; les deux feuillets de la plèvre sont dans toute leur étendue
fortement adhérents l'un à l'autre.

La membrane fibreuse d'enveloppe de la tumeur, incisée, on
trouve un kyste à une seule loge, contenant dans sa partie intra-
thoracique un liquide opalin, un peu trouble, de consistance légèrement oléagineuse, tenant en suspension des lambeaux membraneux d'acéphalocystes, plusieurs vésicules globuleuses intactes,
les unes de récente formation, les autres vieilles, variant entre le
volume d'un petit œuf et celui d'un gros pois, et dans ce contenu,
il fut facile de reconnaître, au microscope, des crochets et des fragments de crochets d'échinocoques. Dans le canal rachidien et dans
l'enveloppe kystique, qui remplissait tout le calibre du canal depuis la partie inférieure du corps de la sixième vertèbre jusqu'à la
partie supérieure de la neuvième, on trouva plusieurs hydatides
dont quelques-unes étaient intactes. Une ouverture irrégulière
établissait une large communication entre la partie intra-rachi-
dienne et la partie intra-thoracique, au fond de laquelle on enle-
vait par le râclage une couche de matière jaunâtre, de consistance
gélatineuse. Myélite au niveau de la compression, avec indura-
tion grise au-dessus et au-dessous du ramollissement.

Obs. IV.

Davasse (Julien), 39 ans, homme d'équipe, entre le 7 janvier
1878, salle Saint-Augustin n° 24, hôpital Lariboisière, service de
M. Labbé (thèse de M. Boncour, 1877, obs. 11, p. 33).

C'est un homme fort bien constitué et qui n'a jamais fait aucune
maladie. » Il y a trois ans, il reçut un violent coup pied de cheval
sur la partie antérieure de la cuisse droite, il en résulta un épanchement sanguin et une vaste ecchymose ».

Le malade resta un mois sans travailler; puis lorsqu'il se remit
au travail, il éprouva une douleur continue dans la cuisse.

C'est quinze mois environ, après l'accident qu'il remarqua, en
prenant un bain, à la partie antérieure de la cuisse, une petite
grosseur du volume d'un œuf de poule, roulant sous la peau et sur
les tissus profonds.

Le 12 novembre, il entra à la Pitié. A ce moment la tumeur était du volume du poing environ. M. Labbé fit avec l'appareil Dieulafoy une ponction qui ne donna issue à aucun liquide.

A partir de ce moment, la tumeur augmenta rapidement de volume et occupa bientôt tout l'espace que l'on peut apprécier aujourd'hui.

La partie moyenne de la cuisse présente un gonflement fusiforme, s'étendant en haut jusqu'au pli de l'aine et en dehors jusqu'à trois travers de doigt au-dessous du grand trochanter.

En bas, elle se perd sur les confins du genou qui est très-déformé. L'articulation du genou est très-peu mobile. Actuellement dans ses deux tiers supérieurs, c'est-à-dire dans le point de son plus grand volume, on constate une fluctuation des plus manifestes, puis au-dessous de cette partie, dont les limites inférieures sont irrégulières et dures, on sent le fémur très-augmenté de volume et placé pour ainsi dire sous la peau. Dans le sens vertical, cet os paraît creusé de sillons séparés par des saillies verticales également.

Le 15 janvier, le malade est conduit à l'amphithéâtre.

M. Labbé hésite entre un abcès ostéophatique et un sarcome. Il n'émet l'idée de kyste qu'à l'état d'hypothèse.

Le malade endormi, un bistouri est plongé profondément au point le plus fluctuant de la tumeur, il ne sort que du sang. Le plus mauvais pronostic allait être porté, quand par l'incision faite au bistouri, sort une puis deux vésicules hydatiques.

Dès lors, plus d'hésitation ; à l'aide du thermo-cautère porté au rouge sombre, M. Labbé fait suivant le grand axe de la tumeur une incision de 30 à 35 centimètres. Il tombe sur la masse musculaire du triceps qu'il incise avec le cautère jusqu'à la poche kystique qui, complétement ouverte, laisse échapper des flots de liquides et des quantités considérables de vésicules hydatiques. Le kyste se continue en haut et au dehors du côté des interstices musculaires du triceps, du couturier, du tenseur du fascia lata.

Là, se trouve une poche secondaire qui est ouverte.

Il en sort des hydatides et du pus phlegmoneux. A ce niveau, la peau était rouge, comme on le sait. Même phénomène en dedans à l'union du tiers inférieur et des deux tiers supérieurs sur le trajet de l'artère fémorale. Là, est une poche isolée et suppurée qui est ouverte.

Après avoir bien vidé la tumeur, on éteint dans cette grande poche kystique 20 à 30 cautères de tout calibre et de toute forme, jusqu'à ce que tout écoulement sanguin ait cessé et jusqu'à ce que les parois du kyste aient été totalement détruites par la cautérisation. Il en résulte une immense plaie ovalaire, profonde, mais sans aucun clapier, sans aucun diverticulum.

Pansement avec des gâteaux de charpie trempée dans l'huile phéniquée.

Le soir, T. A. 37°5. Le lendemain matin 37°, le soir 37°8. Le malade à mangé et dormi.

Le 3° jour après l'opération, le pansement est changé.

Les jours suivants, le malade va bien, sans complication, sans fièvre.

La plaie se met à bourgeonner.

La cicatrisation est presque complète au 1er avril.

Obs. V (Vigla, Hydatide de la cavité thoracique, Arch. gén de méd., t. VI, 5e série).

Le nommé Constant R. âgé de 32 ans, conducteur de bestiaux, entré à la maison municipale de santé, salle 1, nᵒ 5, le 28 novembre 1853.

« Il y a quinze mois, il fut renversé par un taureau, les cornes de l'animal labourèrent le scrotum, sur le côté gauche duquel on voit une cicatrice, tandis qu'un pied frappa violemment le côté droit de la poitrine. » Depuis cette époque R. éprouve de la douleur dans l'hypochondre droit, et une oppression qui a toujours été croissant ; la dyspnée est devenue considérable depuis cinq mois, et le malade a été forcé de renoncer à ses occupations.

Développement considérable et déformation insolite de la poitrine ; soupçon de kyste hydatique intra-thoracique érigé en certitude par une une ponction explorative et par le résultat de l'examen microscopique du liquide fait par M. Robin qui constata des fragments de vésicules hydatiques. Thoracentèse et injection. Guérison.

A la fin de cette observation, M. Vigla fait cette remarque : « Il est une influence qui nous paraît avoir été capable de déterminer ou de provoquer le développement du kyste hydatiques, c'est la contusion reçue dans la poitrine le jour ou le malade fut terrassé par un taureau. Cette relation de cause à effet, à dit Vigla, ne laissa jamais de doute dans l'esprit du malade, et il en fit lors de son entrée à l'hôpital une mention si expresse qu'il fut d'abord placé dans le service chirurgial. Cette supposition est d'ailleurs conforme aux idées généralement admises sur la formation des entozoaires.

Obs. VI (Demarquay, Soc. de chir., 13 janvier 1869). — Hydatides de l'humérus à la suite d'un coup de feu.

M. T..., âgé de 53 ans, « reçut il y a 6 ans, un coup de feu dans la région du bras.» Pas d'accidents immédiats. Quatre ans après douleurs vagues, sourdes et profondes dans ce bras, puis formation d'abcès, incision, cicatrisation lente. Quelques mois après, fracture probable de l'humérus se produisant pendant l'action de bêcher. Des abcès se sont montrés successivement aux bras et ont laissé des fistules par lesquelles plusieurs séquestres ont été éliminés.

Demarquay constate l'existence de deux trajets fistuleux aboutissant à des séquestres invaginés et probablements adhérents en partie. Le deux trajets sont réunis ainsi que les cloaques auxquels ils aboutissent. Le canal médullaire est trouvé rempli d'une matière pulpeuse, grisâtre, prise d'abord pour du pus concret. Le canal est élargi, ses parois sont fort amincies ; de plus il est allongé à chacune de ses extrémités. Examinée au microscope, la matière pulpeuse se trouva composée en partie de membranes d'hydatides avec des crochets disséminés.

Le malade, interrogé de nouveau, répond que lors de l'ouverture des abcès, il a remarqué dans le pus la présence de petites boules du volume d'un pois et de petites peaux semblables à de la colle.

Obs VII. — Kyste hydatique dé l'os iliaque (Viertel, Ueber Knochen echinocum, in Arch. f. klin. chirurg., vsl. XVIII, part. III, p. 476 1875 ; — Hayem, Traité entozoaires ; Davaine, 1877, p. 587).

Femme âgée de 25 ans. Souffre depuis l'âge de 12 ans de la hanche droite ; deux ans avant son admission, à la suite d'une chute, inflammation aiguë et tuméfaction notable de la région. Un an après tumeur indolente et dure en dehors de l'épine du pubis ; puis seconde tuméfaction près de l'épine iliaque antéro-supérieure.

A son entrée, raccourcissement de 2 cent. du membre droit, flexion, abduction, rotation en dehors de la cuisse. A la partie supérieure et interne de la cuisse, tumeur rénitente, fluctuante, indolente, sans modification des téguments, remontant jusque bien au-dessus de l'arcade crurale. Plus en dehors, vers l'épine iliaque antéro-supérieure, seconde bosselure fluctuante, donnant du frémissement par la percussion. Une ponction de la première de ces tumeurs reste sans effet, mais un liquide gélatineux et homogène s'écoule après qu'on a retiré la canule. Quelques jours après nouvelle ponction ; elle donne issue à du pus entraînant des granulations calcaires et des débris membraneux caractéristiques de la nature parasitaire de la tumeur. Les jours suivants grandes incisions et sortie d'un grand nombre de poches hydatiques. Le malade succombe aux suites.

A l'autopsie on trouve deux poches communiquant ensemble à travers une perforation de l'os iliaque. Le pubis, tout l'ilium, sa cavité cotyloïde sont détruits.

Obs. VIII (recueillie par M. Fricke, rapportée dans journal l'Expérience, 1838, numéro 34, p. 529).

A son entrée le malade, âgé de 60 ans, nous raconte qu'en marchant sur la glace, il avait fait il y a dix-neuf ans une chute sur le derrière ; qu'il avait dû garder le lit pendant longtemps, et qu'après être sorti du traitement, il avait encore souvent éprouvé des douleurs à la hanche et à la tubérosité sciatique. Il s'était formé plus tard, sans qu'il pût préciser l'époque, une tumeur à la fesse pour laquelle il avait été traité dans plusieurs hôpitaux.

Lorsque nous le vîmes, il y avait à la région de l'articulation-ilio-fémorale une grosse tumeur avec forte fluctuation qui gênait la marche sans la rendre absolument impossible.

La fièvre hectique mit fin aux jours du malade. Le diagnostic avait été abcès par congestion.

Autopsie. — On trouve à la partie supérieure de la cuisse droite une tumeur volumineuse qui descendait depuis la région de l'épine iliaque antérieure et supérieure jusqu'au commencement du second tiers de la vessie, et s'étendant en dedans jusqu'au-delà du pli crural interne, en arrière, jusque sur la fesse du côté malade. Une ponction ayant été faite, il s'écoula une grande quantité de liquide semblable à de la soupe aux pois, avec de nombreux petits corps blanchâtres, demi-transparents et de grandeur différente. Une incision montra, près du grand trochanter, et s'étendant jusqu'aux muscles fessiers, plusieurs cavités parmi lesquelles une plus grande était remplie par une poche du volume du poing qui contenait beaucoup d'hydatides très-grandes.

La cavité cotyloïde renfermait une grande quantité de petites hydatides plongées dans un liquide jaunâtre. A 3|4 de pouce au dessous de l'épine iliaque antérieure et supérieure, existait encore une poche transparente dont l'incision donna issue à une quantité prodigieuse d'hydatides ; cette poche communiquait dans le bassin et deux ouvertures plus petites communiquaient avec la cavité cotyloïde. A la face interne du muscle iliaque et du grand psoas existait une caverne remplie d'hydatides. Enfin on parvient au véritable foyer du mal, c'est-à-dire à la grande cavité des hydatides, qui formée dans le tissu spongieux, entre les deux lames de l'ilium droit, avait presque l'ampleur suffisante pour pouvoir y introduire le poing. Une masse énorme d'hydatides se précipita dans tous les sens aussitôt l'émission faite. Il résulta de l'examen de cette cavité qu'elle était formée par l'os ilium droit, la plus grande partie de l'ischion et la branche horizontale du pubis.

« Il résulte que le véritable foyer du mal était dans l'os schium et au milieu de l'elcum ; car c'est là que la des-

truction des os était la plus étendue et la plus complète.
C'est en effet, ajoute M. Friche, cette région qui a dû
être affectée immédiatement par la chute sur la glace.
Mais pourquoi des hydatides se sont-elles formées
après cette contusion? C'est une question dit-il que dans
l'état d'obscurité qui enveloppe la genèse de ces produits
pathologiques, ainsi que la disposition toute particulière de l'organisme qui détermine leur production serait
bien difficilement résolue. Ce qu'il y a de plus intéres-
sant dans ce cas, ajoute-t-il, c'est que la cause men-
tionnée a pu déterminer une dégénérescence d'une nature si particulière, sans que postérieurement à cet accident d'autres causes aient agi. »

Obs. IX (Journal l'Expérience, numéro 34, 1838 : Langenbeck, Nerve
Bibliotek fur die Chirurgie and Ophthalmologie, p. 365-372).

Frederike Rangaster, âgé de 17 ans, « se frappa à la région tem-
« porale du côté droit contre l'angle aigu d'une table, assez fort
« pour déterminer en cet endroit une forte ecchymose. » Celle-ci
se dissipa, mais il se forma bientôt après vers la région du sinus
frontal du côté droit une tuméfaction indolore qui s'étendit peu à
peu vers la région temporale et occupa tout le côté du frontal. Au
mois de novembre, la malade entra à l'hôpital de Gottingue. La
tumeur avait un volume considérable.

Langenbeck ayant divisé les téguments sur la tumeur, par une
incision cruciale, la table externe du frontal fut ouverte au moyen
d'un trépan. A l'ouverture du sinus, il s'en écoula une humeur
lymphatique, claire et visqueuse, et l'on vit une vessie à parois
brillantes qui remplissait tout le sinus, et d'où s'écoulait une humeur lymphatique, car elle avait été déchirée. L'hydatide fut
saisie avec la pince et arrachée par lambeaux. La cavité avait
3 pouces de diamètre dans un sens, et 3 pouces 1/2 dans un autre.

On pratiqua des injections détersives, la tumeur diminua de

volume mais ne fut pas guérie. Un an après environ, la tumeur étant dans le même état, et l'écoulement de pus encore aussi considérable, on passa deux sétons à travers : l'effet en fut remarquable, la sécrétion purulente diminua bientôt ainsi que le volume de la tumeur.

Obs. X.

Madame X... âgée de 30 ans, entre à l'hôpital Lariboisière, salle Saint-Jean, dans la dernière quinzaine de janvier 1877, |envoyée à M. Tillaux par M. Fremy, médecin de l'Hôtel-Dieu. (Thèse de M. Boncour ·sur les kystes hydatiques des membres 1878, obs. VII, p. 39).

Cette malade présente, à droite, au niveau du pli fessier, une tumeur assez volumineuse déformant la région à ce niveau.

Interrogée sur ses antécédents, la malade raconte que quelques mois avant l'apparition de cette tumeur, à « la suite d'une discus-« sion avec son mari, elle avait été fort maltraitée par celui-ci et « entre autres coups, elle avait reçu un violent coup de pied à l'en-« droit qui actuellement est le siége de l'affection. »

Quoique la malade ne soit pas explicite sur ce point, cependant, vu la violence du coup, il a dû en résulter un épanchement sanguin.

La tumeur située au niveau du pli fessier qu'elle efface, sur le trajet des muscles fléchisseurs de la jambe sur la cuisse, biceps et demi-membranes là leur partie supérieure est du volume de la tête du fœtus à terme. Elle présente au toucher des points de consistance variable. Ici elle est mollasse, là, elle est dure, pas de mobilité.

M. Tillaux fait le diagnostic de cystosarcome, et propose l'extirpation de la tumeur.

L'opération n'est faite que dans les premiers jours d'avril.

Une incision verticale est faite sur la tumeur, la peau et le tissu cellulaire sous-cutané sont séparés, les fibres du muscle demimembraneux se présentent. M. Tillaux continue sa dissection et ouvre alors une poche d'où s'échappe une grande quantité d'un liquide blanchâtre de nature purulente, au milieu duquel nagent un grand nombre d'hydatides. La poche est ouverte très-largement et vidée de tout ce qu'elle contient. On la remplit de charpie imbibée d'eau-de-vie camphrée.

Cette large plaie suppura pendant longtemps, mais elle finit par se refermer et la malade guérit complètement.

Obs. XI (publiée journal l'Expérence, n° 34, 1838; due à W.-S. Wickham, Case of hydatides, in the tibia, 1827, p. 530).

Élisabeth Stanbrook, d'une bonne constitution, se promenait, lorsqu'en se retournant d'une manière brusque, elle sentit sa jambe gauche manquer sous elle avec un fort craquement; elle tomba et reconnut que sa jambe était cassée.

En prenant des renseignements sur cet accident, dans la conviction que cette fracture avait dû être déterminée par quelque cause locale ou constitutionnelle, « on apprit que six ans encore aupa-« ravant, la malade avait été blessée d'un coup de faux, dont la « pointe avait pénétré dans l'os, » mais que la plaie avait été bientôt guérie, qu'il s'était peu à peu formé au lieu de la blessure une tumeur qui n'avait cessé de s'accroître depuis, et qui avait fini par acquérir le volume d'un œuf de poule.

Après avoir maintenu pendant trois mois le membre fracturé dans un appareil, sans obtenir de réunion, on se décida à pratiquer la résection de la partie malade de l'os.

A la suite d'une incision faite sur la face antérieure du tibia et sur la tumeur même, il sortit quantité de petites hydatides ; toute la cavité osseuse fut trouvée pleine d'hydatides de grosseurs diverses. Quatre pouces de la partie antérieure du tibia ayant été enlevés, le membre fut de nouveau placé dans des attelles, et on obtint rapidement la guérison.

Obs. XII (due à Cullerier, journal l'Expérience, numéro 34, 1838).

J. Pierre Saintus, vitrier, âgé de 24 ans, d'un tempérament phlegmatique, d'une constitution maigre, entre le 13 pluviose an IX à l'hôpital des Vénériens, avec une gonorrhée, des végétations aux parties génitales, et une tumeur de trois pouces de diamètre, inégale, indolente, et de la consistance d'un stéatome, située à la partie antérieure et au tiers supérieur de la jambe.

Cette maladie, étrangère à l'affection vénérienne, était « sur- « venue depuis deux ans à la suite d'une chute violente sur le tibia. »

Cullerier appliqua le fer rouge, la portion d'os brûlée ayant été enlevée; elle recouvrait une cavité d'où il sortit d'abord du pus grumelé, et ensuite de petits corps à demi-arrondis de trois ou quatre lignes de diamètre, composés d'une membrane d'un blanc terne, et remplie à moitié de sérosité. Un d'eux, de plus d'un pouce de diamètre, en contenait plusieurs autres. Ces corps étaient des hydatides.

Un fait analogue à celui observé par Cullerier est ce- lui dont F.-Webster publia la relation en 1819 dans le New England Journ. of medicin and surgery and colla- teral bronche of scienc., t. 8.

Obs. XIII (Journal l'Expérience, numéro 34, 1838).

Un jeune matelot se fractura le tibia immédiatement « au-des « sous de la rotule et se fit une contusion quelques semaines « après sur la partie fracturée. » Il s'y développa presque aussitôt une tumeur qui fit des progrès tels qu'elle envahit le tiers du tibia. Elle était luisante, dure et inégale, souple en certains en- droits et non douloureuse. Au bout de trois mois il y eut une fluctuation sensible et l'on y plongea un bistouri. Il en sortit de la sanie et une grande quantité d'hydatides. L'état général du ma- lade empira à tel point qu'au bout de quatorze jours, on fut obligé de pratiquer l'amputation au-dessous du genou, opération à la- quelle il ne survécut que quelques jours.

A l'autopsie, une incision faite sur la tumeur fit découvrir une cavité dans le tibia ayant un pouce de large et deux pouces de long et remplie d'hydatides et de sanie. La fracture n'était pas encore guérie.

Obs. XIV (Frerichs, obs. LXXXI).

Adolphe Schramm, ouvrier, âgé de 32 ans, fut admis le 12 décembre 1857 à l'hôpital et mourut le 8 février 1878. On trouva à l'autopsie un kyste hydatique du foie communiquant avec un abcès du poumon.

Le malade attribue sa maladie actuelle « à une chute sur le côté « droit, qui eut lieu en 1850, occasionna un crachement de sang, « et le contraignit à garder le lit huit jours. Depuis lors il ressent fréquemment des douleurs dans la partie inférieure droite du thorax et dans la région du foie. Il y a un an et demi il éprouva ces douleurs pendant trois semaines, et plus tard elles se répétèrent encore à plusieurs reprises.

Depuis sept semaines elles sont revenues plus violentes, l'appétit s'est perdu, et il s'est développé un léger ictère. Le malade mourut ; à l'autopsie on trouva dans les parties supérieures du lobe droit de la glande une poche du volume de la tête d'un enfant renfermant un liquide d'un jaune verdâtre, purulent, mélangé de débris d'échinocoques morts.

Obs. XV (Thèse de Dolbeau, 1856.)

Un homme de 45 ans « reçut il y a cinq ans un coup de timon « de voiture sur l'hypochondre droit. » Après l'accident on appliqua des sangsues qui parurent enlever complétement le mal.

Il jouissait d'une bonne santé, lorsqu'il y a trois mois le malade fut pris d'une douleur vive dans le côté droit de la poitrine, avec gêne croissante de la respiration, fièvre et toux.

Depuis cette époque le malade s'est affaibli, douleur plus vive, fièvre, toux, gêne de la respiration. A l'auscultation rien à gauche, de même à la percussion ; à droite son mat en avant comme en arrière, depuis la base jusqu'au sommet de la poitrine, ni respiration vésiculaire, ni respiration bronchique, ni égophonie.

On diagnostiqua un épanchement pleurétique. Peu de jours après le malade succomba aux accidents d'une péritonite causée par la rupture de l'épanchement dans le ventre.

A l'autopsie, épanchement sanguinolent dans le ventre ; crevasse à la partie inférieure du foie qui renferme un kyste contenant une hydatide unique, mais énorme.

Obs. XVI. — Kyste hydatique du foie (Thèse de Paris, Letourneur,

Carl Berger, apprenti boulanger, âgé de 16 ans, fut admis à l'hôpital le 14 juin 1858 et renvoyé le 2 août.

Depuis sa 11ᵉ année, il aurait toujours été bien portant et robuste. Pendant 2 ans il fut occupé à des travaux pénibles. Le 4 juin, pendant qu'il était à son travail, un de ses compagnons *le frappa avec une bûche dans le côté droit et sur le dos.* Il éprouva aussitôt des douleurs violentes et tomba sérieusement malade. Il fut obligé de garder le lit ; on l'apporta à l'hôpital le 14 juin.

Il se plaignit alors d'étourdissements, de maux de tête, de brisement de membres et de douleurs dans l'hypochondre droit. On sentait à droite sur le bord des fausses côtes une tumeur ovale très-douloureuse.

Le 19 juin, de violentes douleurs se déclarèrent rapidement dans l'hypochondre droit. Le 20, la tumeur qui existait sur le rebord costal a disparu, et on trouve en même temps dans le gardes robes vésicules du volume d'une noisette.

Obs. XVII (Thèse Livois, 1843).

Juililma Ohle de Berlin, née en 1811 de parents bien portants, n'avait jamais eu que des indispositions de très courte durée jusqu'à l'âge de 7 ans.

A cette époque, cette jeune fille *étant montée sur une table se laissa tomber de manière que l'occiput vint frapper violemment contre le sol* ; la douleur vive qui en fut la suite avait disparu le lendemain.

A 8 ans, l'intelligence de cette enfant, qui jusque là avait été assez développée, commença à devenir paresseuse, en même temps sa santé éprouva de légers mais fréquents dérangements.

Le 1ᵉʳ juillet, elle entra dans le service de M. C. W. Hufeland à l'Institut polyclinique de Berlin. Pendant quelques jours, il sembla survenir un peu d'amélioration ; mais le 17 juillet il y eut deux vomissements de matières alimentaires, et le 19 il survint cinq convulsions épileptiformes qui portaient surtout sur le bras et le pied gauche, et dont chacune durait environ 1/4 d'heure. Pendant quelques jours, son état semble s'améliorer ; mais bientôt reparait une assez longue série de convulsions. Les pupilles sont dilatées, et bientôt se manifeste de l'amblyopie.

Malgré de nombreux traitements la paralysie et l'amblyopie faisant chaque jour des progrès rapides, la mort arrive bientôt dans la nuit du 9 novembre au milieu de mouvements convulsifs.

Autopsie. L'hémisphère droit du cerveau est à peu-près 1/3 plus volumineux que le gauche. Lorsque la dure-mère du côté droit fut enlevée, on trouva la portion du cerveau qui forme supérieurement le ventricule latéral épaisse seulement d'une 1/2 ligne. Cette portion enlevée, une grande quantité d'hydatide apparut. Toute cette masse d'hydatides étant entourée d'une enveloppe particulière. Le liquide que les vésicules contenaient était limpide et renfermait beaucoup de petits points blancs, c'est-à-dire d'échinocoques.

Obs. XVIII (Thèse Escarraguel, Montpellier, 1838.)

Un enfant *éprouve une contusion à l'œil droit* qui devient amaurotique. Sept mois après un blépharoptose se déclare du même côté. Ensuite surviennent des symptômes cérébraux très-graves. Une variole compliquée de gastro-entérite le fait périr.

Autopsie. On trouve dans le côté droit du crâne un kyste acéphoocyste développé entre les os et le cerveau. Son volume égale deux ois celui d'un œuf de poule. Il soulève l'hémisphère droit et s'insinue dans la cavité orbitaire à travers la fente sphénoïdale.

Obs. XIX.

En 1763 Gooch (Corisand Remorks of Surgery, page 170), fut appelé en consultation auprès d'une petite fille âgée d'environ

9 ans. Elle avait dans la région du foie une tumeur qui s'étendait tranversalement dans l'abdomen, et qui se prolongeait au-dessous des côtes. Cette tumeur était la suite d'une contusion du foie dans une chute qu'avait faite cette enfant 3 ou 4 ans auparavant. Le toucher faisait reconnaître une fluctuation manifeste. Sur la demande de la mère une ponction ayant été pratiquée, l'enfant mourut le lendemain.

A l'ouverture dit Gooch, nous trouvâmes que le foie avait un volume considérable ; qu'il repoussait le diaphragme presque jusqu'aux clavicules. Il y avait dans le foie un kyste épais semblable à un morceau de tripe, et contenant 5 pintes environ d'un fluide lymphatique légèrement jaunâtre. En faisant une grande incision longitudinale dans le foie, ce kyste isolé glissa et se détacha subitement à notre grande surprise.

Obs. XX (Observation recueillie par MM. Corvisart et Le Roux, Journal de méd., t. I, p. 24).

Grœf reçoit un coup de timon de voiture sur l'hypochondre droit. Au bout de quelques mois tuméfaction de cette région. Au bout de 6 ans il est obligé de suspendre ses travaux ; il entre à l'hôpital au commencement de la huitième année.

On sent dans l'hypochondre droit une tumeur égale qui s'étend dans l'hypochondre gauche et se prolonge vers la région iliaque du même côté.

Amaigrissement rapide, teint pâle, digestion longue et pénible. Le malade meurt dans le marasme. A l'ouverture, on trouve le poumon droit refoulé jusqu'au-dessus de la 3ᵉ côte ; le grand lobe du foie était converti en un énorme kyste contenant 5 litres de liquide limpide, et 1 litre environ de liquide trouble, d'apparence laiteuse ; des débris nombreux s'étaient ramassés au fond du kyste et formaient une masse plus volumineuse que le poing.

Obs. XXI (Pihan, Bullet. de la Soc. anat., 1870, 2ᵉ série, t. V, p. 263).
— Kystes hydatiques, os iliaque.

X..., âgé de 27 ans, entre dans le service de M. Robert à l'Hôtel-Danlos.

Dieu en août 1860. Depuis deux ans, époque à laquelle *il fit une chute de cheval et se contusionna la hanche droite,* cette articulation est restée douloureuse et le membre inférieur correspondant a pris une position de plus en plus vicieuse.

La cuisse est dans la flexion et l'abduction, et il excite un raccourcissement apparent considérable. La fesse est très-tuméfiée, douloureuse a la pression, et laisse reconnaître une fluctuation profonde et obscure. L'incision de la fesse donne issue à deux litres environ de pus inodore et permet dé constater la dénudation d'une surface osseuse. Malgré le drainage et les injections le malade succombe.

Autopsie. Foyer rempli de pus, de fragments osseux et de poches hydatiques dont le volume varie de celui d'un grain de millet à celui d'une grosse féve. Le deux tables de l'iléum écartées de plus de six millimètres vers leur milieu, amincies et divisées en lamelles, forment le parois de ce foyer. Les masses hydatiques s'étendent jusque dans ces interstices musculaires disséqués par la collection purulente. à la face externe de l'iléum ; l'articulation sacro-coxale est envahie, une grande cavité osseuse est formée aux dépens des deux dernières vertèbres lombaires et des deux premières vertèbres sacrées, des hydatides la remplissent, pénètrent par les trous sacrés et s'insinuent dans les interstices des muscles de la gouttière sacrée.

Obs. XXII (Charvot). — Kyste hydatique de la phalange du doigt indicateur. Amputation. Guérison (Traité des entozoaires de Davaine, p. 578).

Homme âgé de quatre-vingt un ans, entré à l'hôpital de Nîmes, le 16 juin 1856. *Coup reçu à l'indicateur de la main gauche il y a 2 ans;* quatre mois après, douleurs vives, gonflement, tumeur d'abord dure, puis ramollie et acquérant le volume d'un œuf de poule ; douleurs intolérables, peau de couleur normale; pas de douleur à la pression, ni de frémissement à la palpation, état général satisfaisant, amputation du doigt, guérison vingt-un jours après.

A l'examen on trouve un kysté fibreux, lisse intérieurement, et rappelant par son aspect une pseudo-séreuse. Liquide séreux avec des hydatides qui contiennent de petites granulations (probablement des échinocoques).

Obs. XXIII (Observation d'acéphalocystes développés dans la gencive par M. Lefoulon, Gaz. méd., t. IV, p. 778).

Il y a deux ans environ que M. C... *s'était fait extraire la troisième dent molaire inférieure* qui était cariée. Trois mois après une petite *t*umeur se montre sur la gencive de la dent enlevée ; elle est douloureuse, incommode durant la mastication ; son volume est progressif au point d'égaler par la suite un petit œuf de perdrix et obliger le malade à rester souvent avec la bouche béante. Sa présence a dejeté la quatrième molaire en arrière et en dehors, la deuxième en avant et en dedans ; cette dernière dent est cariée. La tumeur est couverte par la muqueuse gencivale qui paraît saine ; elle offre de la fluctuation à son centre.

M. Lefoulon extrait l'une des. dents déplacées et la tumeur se vide sur le champ. L'opéré crache avec du sang trois petits corps arrondis parfaitement transparents et nageant dans le bassin ; ils avaient chacun le volume d'un gros pois ; leur consistance était comme gélatineuse ; ils contenaient dans leur intérieur un liquide parfaitement incolore et transparent comme de l'eau ; examinés attentivement en présence de plusieurs médecins, ces corps ont été reconnus pour des acéphalocystes.

Obs. XXIV (Dupuytren, Leçons orales, t. III, p. 360).

Une jeune fille vint, il y a 20 ans, à une consultation avec une tumeur à la tempe qu'on attribuait à *un violent coup de fouet*. Je fis une ponction exploratrice, un jet de liquide séreux s'élança aussitôt ; en agrandissant l'ouverture, je pressai sur les deux côtés ; il sortit un grand sac blanc, c'était une hydatide qui s'était développée dans le corps du temporal.

Paris. — A. PARENT, imprimeur de la Faculté de Médecine, rue M.-le-Prince, 29-31.